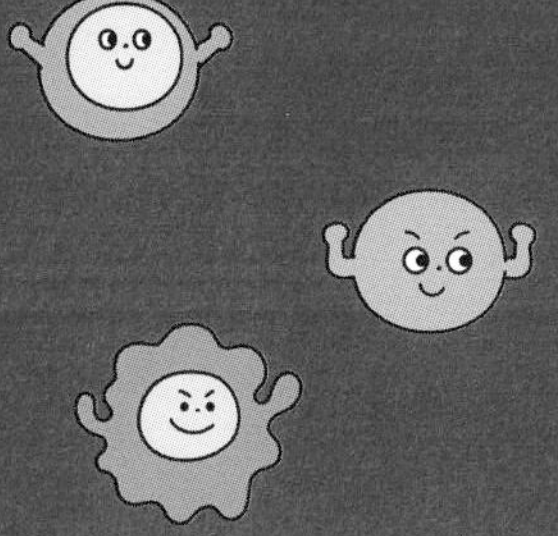

免疫力がアップする！

# 胃腸のしくみ

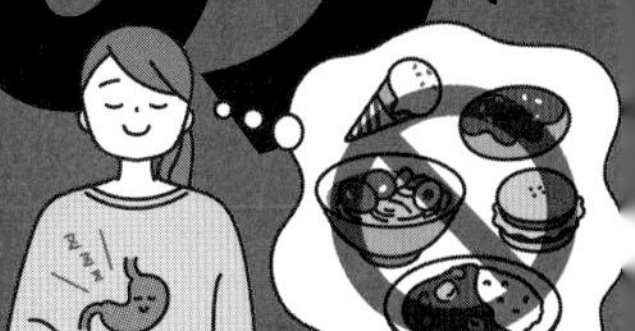

澤田幸男 監修



成美堂出版

# はじめに

栄養素を体内に取り入れて消化吸収するのは、人の生命活動の根幹のひとつ。その機能を担うのが、胃腸をはじめとする消化器官です。栄養素や水分を取り込むだけではなく、不要なものを排出し、体の免疫システムや自律神経においても大きな役割を持ち、体を健康に保ちます。毎日せっせと働いてくれる胃腸の恩恵なしには、私たちは生きていけません。

　しかしそれほど大切な器官であるにもかかわらず、胃もたれや便秘などの胃腸の不調を、「よ

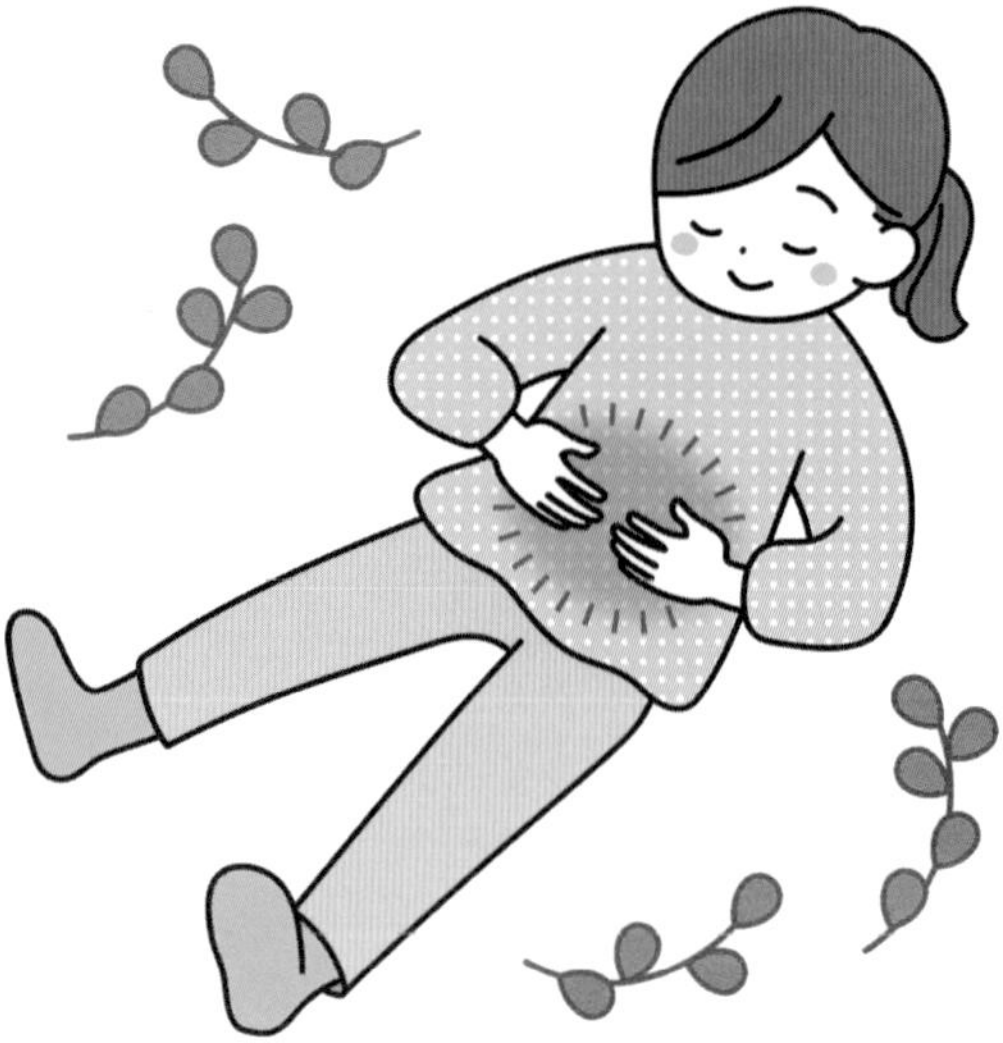

くあること」と軽く考えたり、ガマンしたりしてしまう人が多いようです。これはよくない傾向です。40年以上の臨床経験を持つ私からお伝えしたいことは、体が訴える不調のサインを無視して、体にとっていいことは何もないということです。

では、不調を感じたらどうすればいいか？　体の中では何が起こっているのか？　普段から胃腸を労るにはどうしたら？　そんな質問の答えになるのが、この本です。不調のあるときはもちろん、普段からも、自分の体に意識を向けてみてください。三食のごはんをおいしく食べられているか、トイレで気持ちよく排便できているか、体が快適に動いているかなど、胃腸が伝えてくれるサインはたくさんあります。

胃腸の声に気付けるようになれば、自然と自分の体を大切に労るようになり、人生に喜びが増えていくことでしょう。この本を読んだ方も、そうなってくれることを願っています。

医師・医学博士　澤田幸男

# もくじ

## Part 2
負担を減らして健康になる！
## 体を強くする胃腸の労り方

## Part 3
## 体の内側から変えていく!
## 美しい胃腸を作る食事のヒント

## Part 4
毎日の生活で免疫力を高めよう！
# 胃腸のための新しい習慣

# Part 1

胃腸の強さ＝体の強さ？

# 知っておきたい胃腸のメカニズム

私たちが食べたものは、胃腸を通り抜けながら栄養分を吸収され、やがて便となって肛門から排泄されます。この消化吸収作業が、生命と健康を維持するための基本なのです。まずはものを食べると体の中で何が起きるか、そのしくみからご紹介します。

## 生きるために食べ物が必要なのはなぜ？

# 体が栄養素を吸収するしくみとは

### 人間の体は巨大な「ちくわ」!?

私たちが生命と健康を維持していくために、**胃腸はもっとも重要な器官**のひとつ。その**役割は、食べ物を消化吸収すること**にあります。

人間は、生きていくために食べ物から栄養素を摂取しなければなりません。人間の体を構成する細胞は全部で約60兆個といわれますが、これらの細胞が正常に活動するためには、エネルギー源として脂肪や糖質などの栄養素を必要とするためです。また細胞は毎日数千個ずつ新しいものへ入れかわるので、細胞の材料としてたんぱく質を必要とします。**これらの栄養素は体内では作り出せないため、必ず食べ物から摂取**しなくてはなりません。しかし、ほとんどの食べ物は、そのまま体に吸収することはできません。そのため、**食べた物を消化吸収するための器官が必要**なのです。

消化器官は体の中にあり、のどや食道などの器官を通って、1本の長い管のように口と肛門をつないでいます。単純な見方をすると、**人間の体は「ちくわ」のような構造で、食べたものが体の中を通り抜けられる**ようになっていて、その過程で、栄養素を取り込みやすい形に加工することを「消化」、体の内側へと取り込むことを「吸収」といいます。食べ物に含まれる栄養素は、ほぼすべてが腸から体内へ吸収されます。

# 私たちが栄養素を吸収するシステム

私たちが生きていくためには、食べ物から栄養を摂取することが必要不可欠です。そのため、食べ物を消化吸収する役割を持つ胃腸は、私たちにとってとても重要な器官なのです。

## 食べ物から栄養素を吸収する流れ

食べ物を食べる

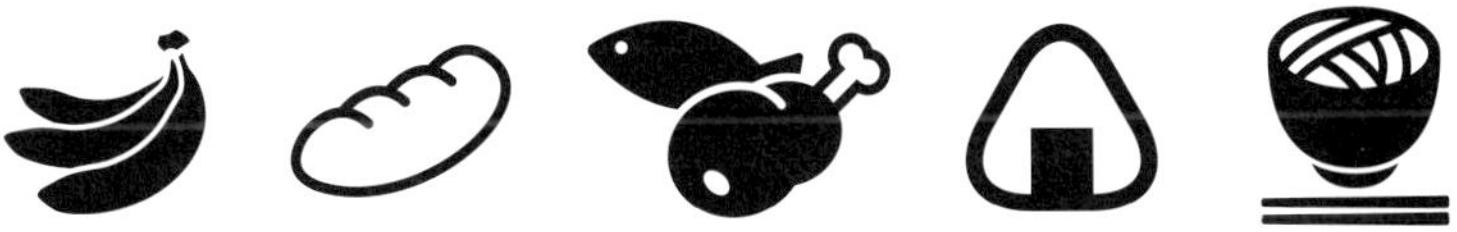

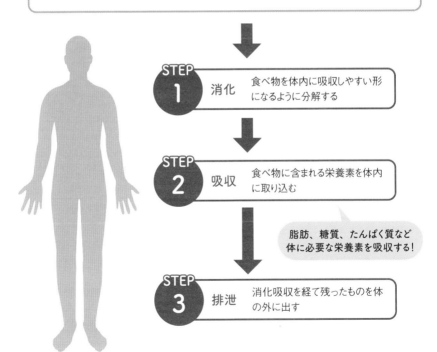

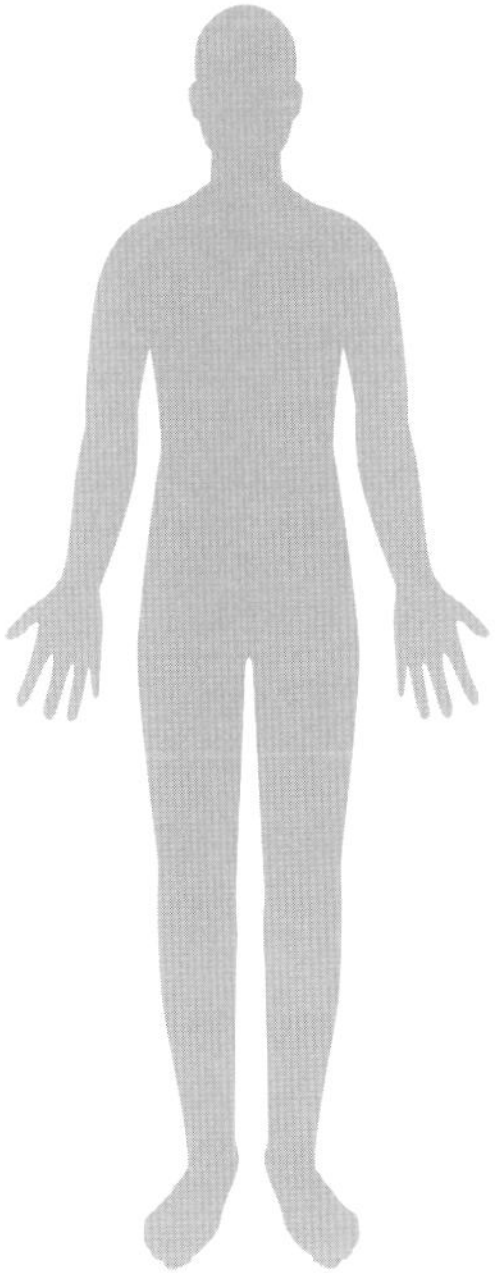

STEP 1　消化　食べ物を体内に吸収しやすい形になるように分解する

STEP 2　吸収　食べ物に含まれる栄養素を体内に取り込む

脂肪、糖質、たんぱく質など体に必要な栄養素を吸収する！

STEP 3　排泄　消化吸収を経て残ったものを体の外に出す

消化吸収の道のりはなんと約9メートル！

# 食べ物を栄養素へ分解する消化器官

## 消化器官は、口・食道・胃・腸

消化器官とはその名の通り、私たちが食べ物に含まれるさまざまな**栄養素を体に吸収するために、食べ物を消化する器官**のこと。口から肛門まで1本の管のように体の中でつながり、その中を食べ物を通過させながら、食べ物の形や大きさを小さくして、体に取り込みやすい物質へと分解していきます。その長さは、成人の体で約9メートル。食べたものが便として排出されるまでには、平均して約1日半の時間がかかります。

消化器官は複数の器官で構成されています。食べ物が体内を通過していく順に、大きく**口・食道・胃・腸の4つの器官**に分けることができ、それぞれに機能や働きが異なります。

**口・食道・胃の主な役割は、食べ物を吸収しやすい状態にすること**。そして消化器官の最後にあたる**腸が、胃で吸収されるごく一部を除く、ほぼすべての栄養素を吸収**します。これらはどれも欠かすことができない大切な働きがある器官ですが、とりわけ重要なのが、腸。私たちがものを食べるのは食べ物の栄養素を体内に取り込むためですから、つまり**腸による栄養素の吸収は「ものを食べる」ことの最終的な目的**といえるのです。

腸で栄養素を吸収した残りかすは、便となって肛門から排出されます。

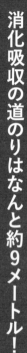

# 体内の主な消化器官

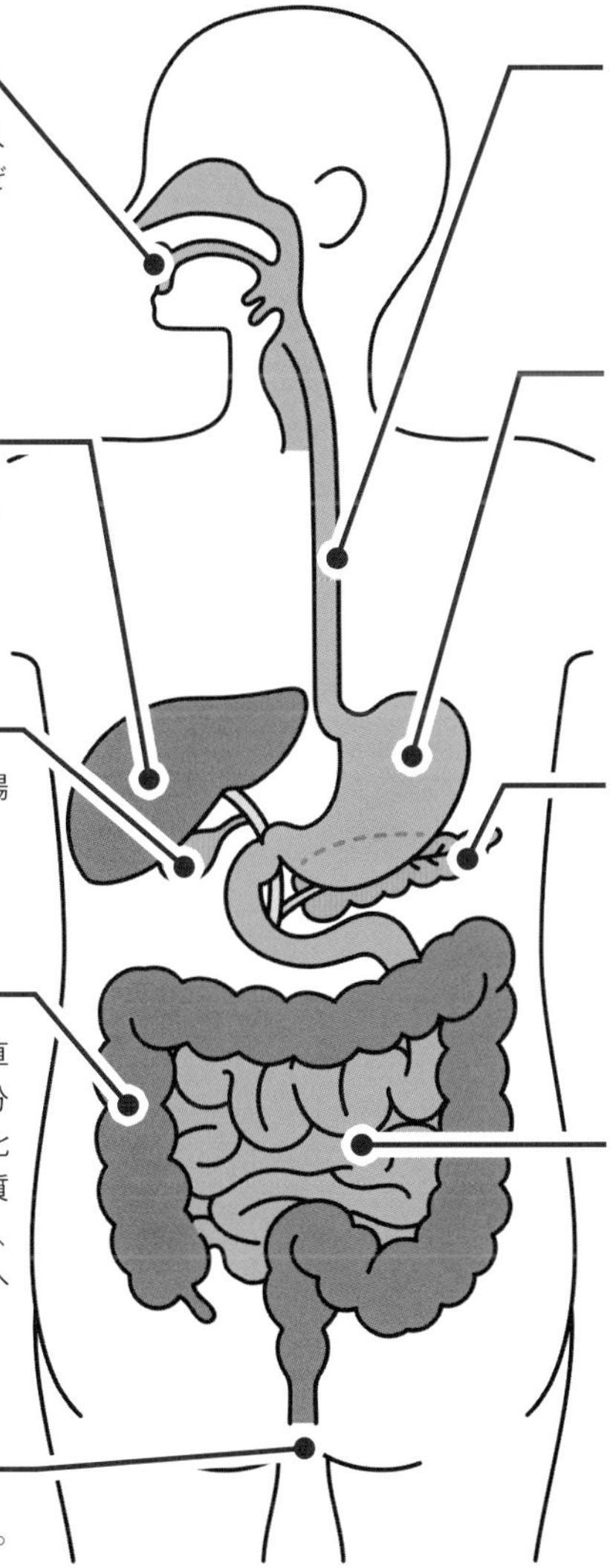

**口**

最初に食べ物を取り入れる器官。唾液と混ぜて噛み砕く。

**肝臓**

胆汁《たんじゅう》を作り、分泌する。

**胆のう**

胆汁をため、十二指腸へ送る。

**大腸**

盲腸・虫垂《ちゅうすい》・結腸・直腸に分けられる。水分やミネラル、小腸で消化しきれなかったたんぱく質や炭水化物を吸収し、便の形を整えて肛門へと送る。

**肛門**

便を体の外へ排泄する。

**食道**

口から飲み込まれた食べ物を胃へ運ぶ。

**胃**

胃液と蠕動《ぜんどう》運動により、食べ物を分解し柔らかくする。消化物を一時ためておき、少しずつ腸へ送る。

**すい臓**

すい液を作り、十二指腸へ送る。

**小腸**

十二指腸の一部・空《くう》腸《ちょう》・回腸《かいちょう》で構成される。すい液・胆汁・腸液で食べ物を消化しながら、栄養分の大部分と水分を吸収する。残ったものを大腸に送る。

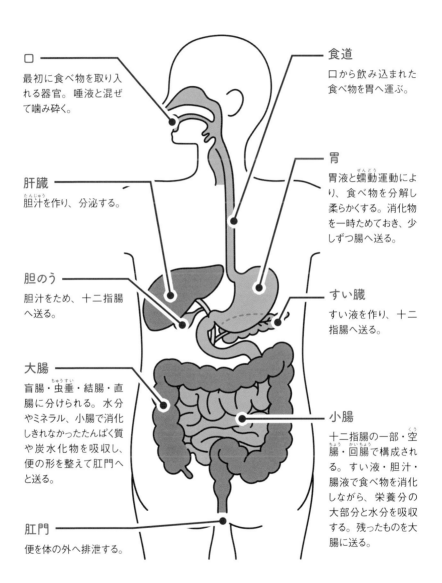

## 食べ物の消化に、胃が重要な理由とは？

# 胃は食べ物をドロドロにする準備器官

### 胃液と筋肉の動きで食べ物を消化

私たちが食べたものは、口で唾液と混ぜて噛み砕かれた後、食道を通って胃へと送られます。しかしこのときの食べ物は、栄養素を吸収するためには、まだ大きすぎたり硬すぎたりする状態。**胃は、食べ物を消化吸収しやすい状態にして適量ずつ腸へ送る、いわば消化吸収の準備器官としての役割**を担っています。

胃の中では、粘膜層から毎日約2ℓの胃液が分泌されています。胃液の成分は主に胃酸で、そのほかにたんぱく質を分解する消化酵素（ペプシン）や、胃酸から胃を保護する粘液を含みます。胃酸は強酸性で、皮膚にかかればやけどをするほど強力なもの。この**胃酸の働きによって、胃に入った食べ物が殺菌**されます。さらに胃の筋肉がゴムのように伸縮して、食べ物を胃の内部へと押し進め、胃液と混ぜてはすりつぶすような力強い動き（蠕動運動）を繰り返します。食べ物をおかゆのようなドロドロの状態（糜粥《びじゅく》）の消化物にすることで、栄養素を取り込みやすくし、腸へと少しずつ送り出すのです。

胃に入ってきたものを異物と判断した場合、脳は嘔吐によって外へ出そうとします。また食べ物の咀嚼不足など何らかの理由で消化に時間がかかると、食べ物が胃に長く残って発酵・腐敗し、ゲップや口臭の原因となることがあります。

# 胃の構造と働き

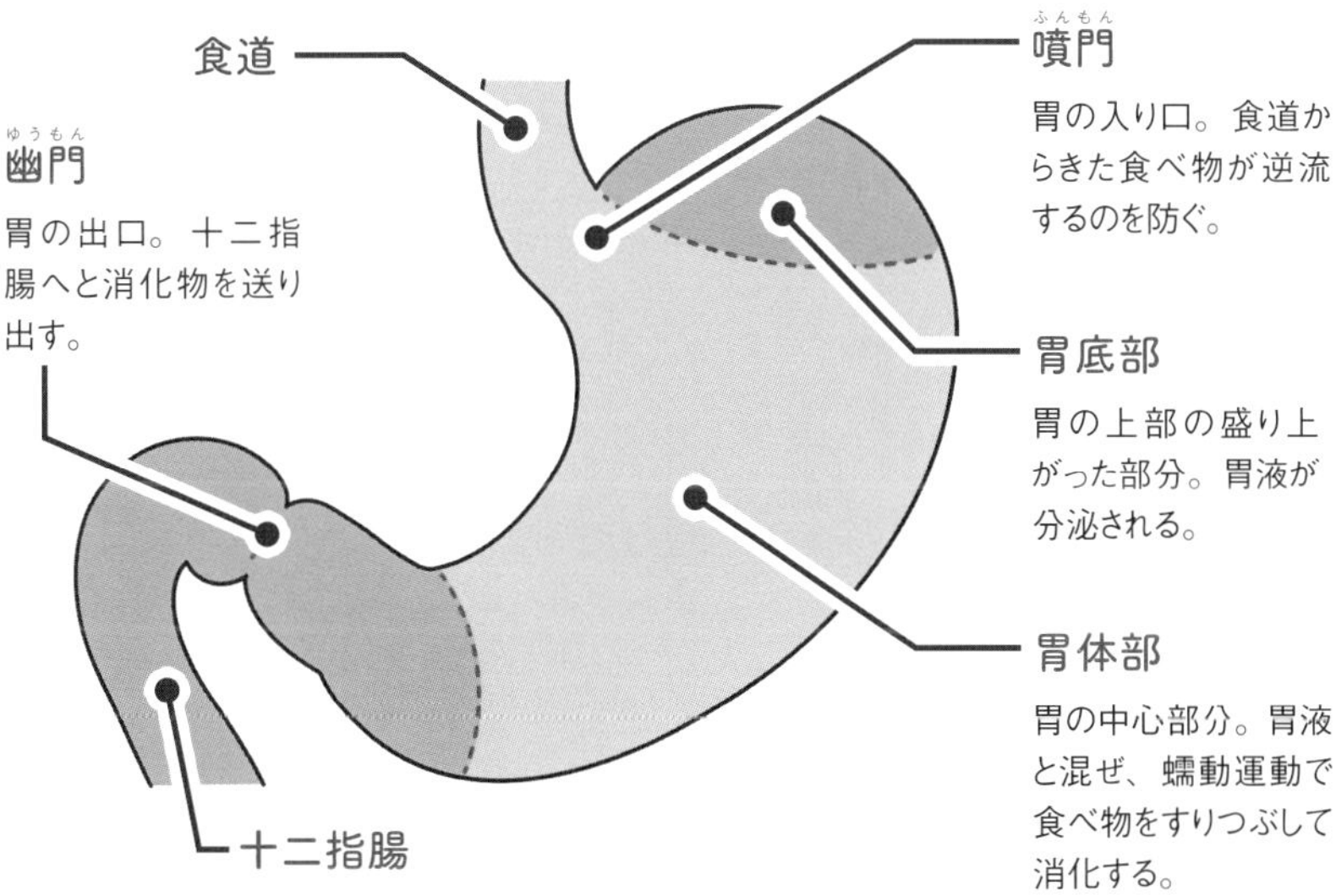
食道
噴門《ふんもん》
胃の入り口。食道からきた食べ物が逆流するのを防ぐ。
幽門《ゆうもん》
胃の出口。十二指腸へと消化物を送り出す。
胃底部
胃の上部の盛り上がった部分。胃液が分泌される。
胃体部
胃の中心部分。胃液と混ぜ、蠕動運動で食べ物をすりつぶして消化する。
十二指腸

## 胃壁の構造

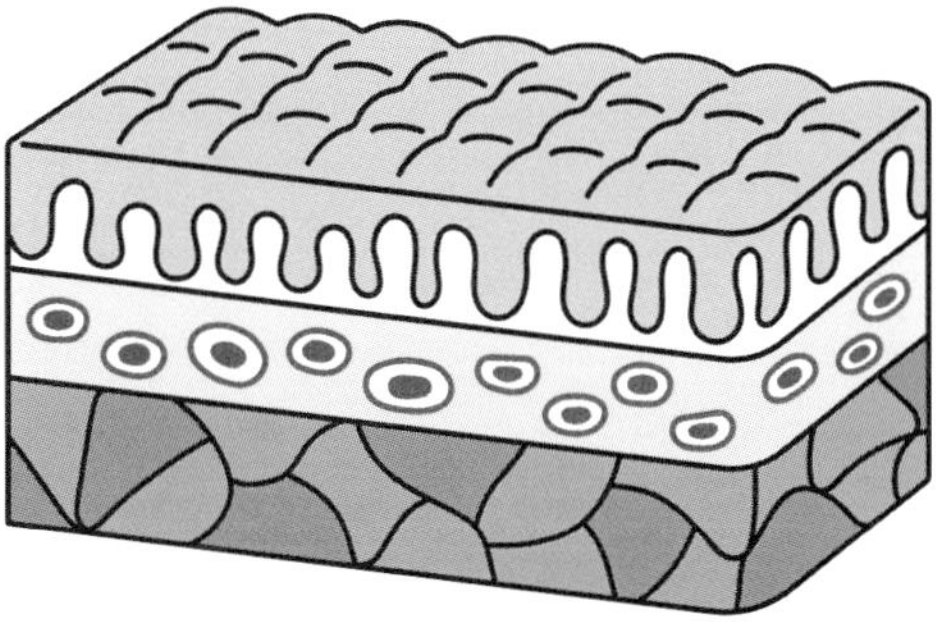
粘膜層
粘膜下層
固有筋層

## 胃の3つの働き

### 消化の下準備

食べ物と胃液を混ぜあわせ、細かく砕いてドロドロにし、小腸で消化しやすい状態にする。

### 消化量の調節

消化物を一時たくわえておき、小腸へ送る量を胃の筋肉によって調節する。

### 病原体や細菌の殺菌

胃液に含まれる胃酸によって、食べ物と一緒に入ってきた病原菌や細菌の増殖を抑え、殺菌する。

## 消化吸収の最終器官・小腸と大腸の役割とは

# 食べ物の栄養素と水分は腸で吸収！

### 消化吸収から排便までの流れ

胃で消化吸収しやすい状態になった消化物は、腸へ送られます。このとき栄養素は、胃で吸収される一部の例外を除き、ほとんどが消化物の中に残ったまま。**栄養素と水分の大部分は、腸で吸収する**のです。

**腸は小腸と大腸に分かれ**ます。小腸は成人で約6～7mの長さがあり、十二指腸・空腸・回腸の3つの器官で構成されます。まず十二指腸で消化酵素によって栄養素を分解し、空腸・回腸で栄養素と水分を吸収します。効率よく吸収するため、空腸と回腸の**粘膜は細かなひだ状（絨毛《じゅうもう》）**になっており、表面積はテニスコート約1面分（約200㎡）にもなります。この**粘膜には細かな血管とリンパ管が密集し、吸収した栄養素と水分を受け取って**います。

続く大腸は成人で全長約1.5mあり、虫垂・盲腸・結腸・直腸・肛門の器官に分けられます。大腸の粘膜には**1000種類以上・100兆個以上の腸内細菌が棲《す》みついて**います。これは顕微鏡で見ると花のように見えるため、「腸内フローラ」とも呼ばれます。これらの腸内細菌の持つ消化酵素により、最後に残った栄養素を分解し、吸収します。そして吸収し終えた後の**残りかすに水分を吸収させて、固形に整え便として排出する**のです。

# 小腸と大腸の構造と役割

消化物は胃から腸へと送られ、ほとんどの栄養素と水分を腸で吸収します。腸は小腸と大腸に分かれ、それぞれ重要な役割を担っています。

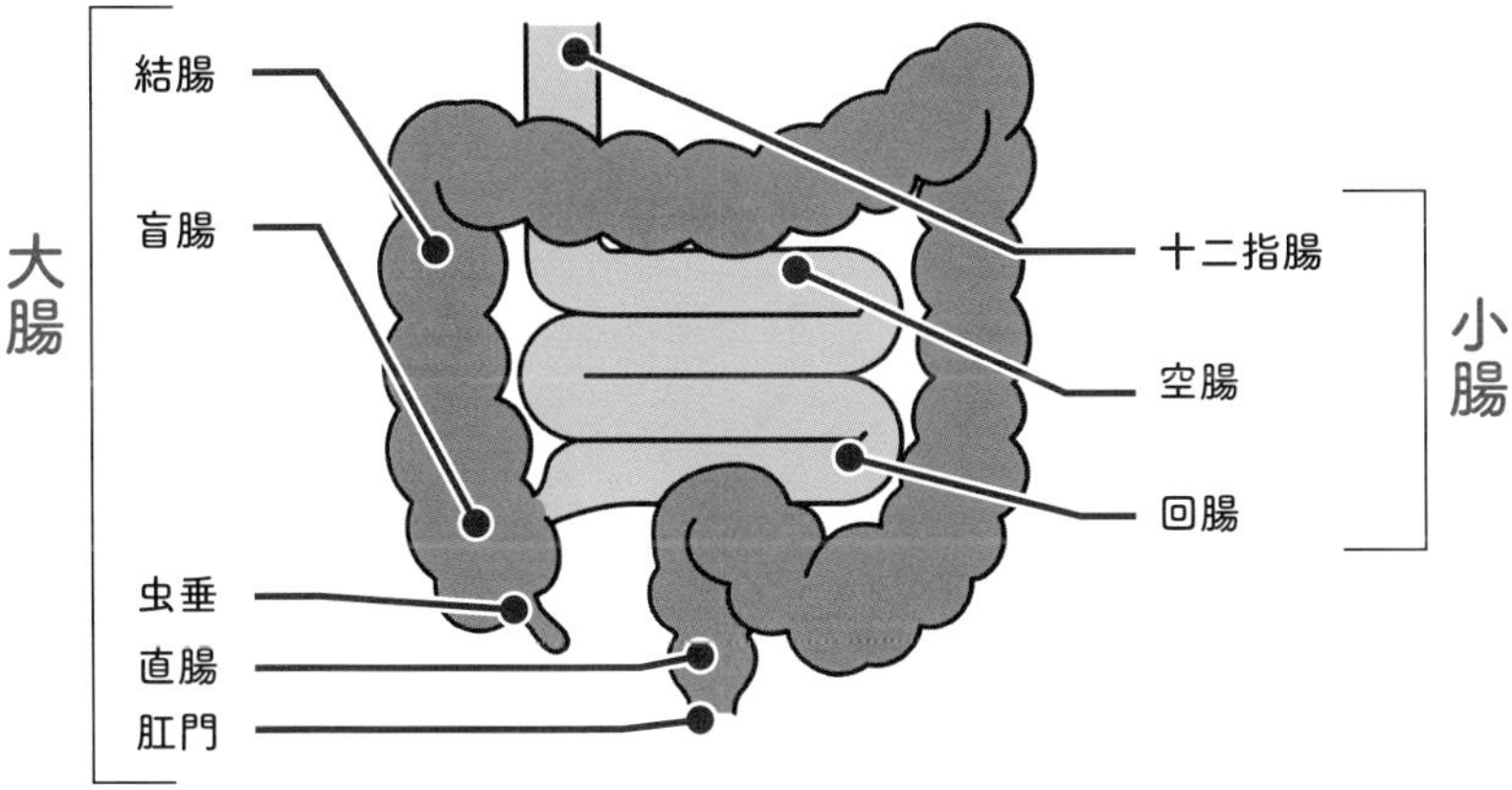


**大腸**

①1000種類以上・100兆個以上の腸内細菌（腸内フローラ）が生息している。

②腸内細菌の働きで小腸では消化できなかった残りの栄養素を分解し、吸収する。

③残りかすに水分を吸収させ、便を固形に整えて排出する。

**小腸**

①消化酵素を分泌して消化物を分解し、栄養素と水分の大部分を吸収する。

②吸収した栄養素を毛細血管や毛細リンパ液へ送る。

③空腸・回腸の粘膜は絨毛に覆われ、広げるとテニスコートほどの大きさがある。

**吸収に特化した小腸粘膜の構造**

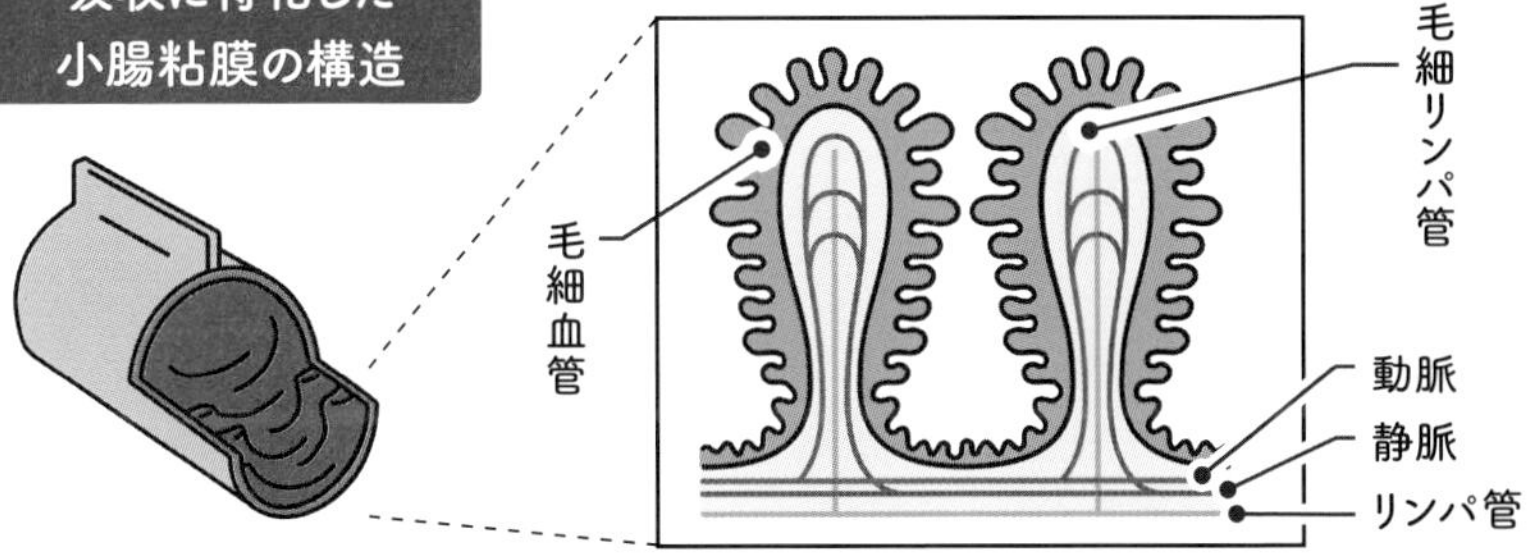

# 人体で最大最強の免疫機構がある腸

## 病気を防ぎ、生命を守る免疫システム

### 免疫の7〜8割は腸にある！

腸は生命に必要な栄養素を取り込むために欠かせない大切な器官ですが、もうひとつ体にとって重要な役割があります。それが、**腸が持つ免疫システム**です。

免疫システムとは、**外界からの病原菌やウイルスによる侵入・攻撃などで体が病気になることを防ぐための、生体の防御システム**のこと。私たちの体に生まれつき備わっています。生命の維持や種の保存にも関わるため、生物の進化の歴史は免疫システムの進化の歴史であるともいえるほど重大な機能ですが、実はこの**免疫システムの約70〜80％は腸が担っている**と考えられています。

これは、腸が栄養素を体内に取り込むための、いわば玄関口であるため。腸は体の中にありながら鼻や口から侵入する毒素などの危険にさらされています。また、腸内を覆う粘膜は栄養素を吸収するため非常にデリケートにできています。つまり、**病原体や化学物質にとって、腸はまさに体内に入り込みやすい場所**。そのために、体の免疫システムは腸に集中しているのです。

免疫システムは、全身免疫と粘膜免疫と呼ばれるふたつのシステムがあり、それぞれが連携して体を守っています。これらの違いや働きについては、20ページから紹介します。

# 免疫システムの大部分を担う腸

消化器官の内部は体の中にありながら、鼻や口から侵入する空気の毒素や有害成分の危険にさらされています。特に腸は栄養素や水分を吸収する重要な器官。そのため、粘膜免疫の70～80%が腸に集まっており、体の害になるものを見張り・撃退しています。

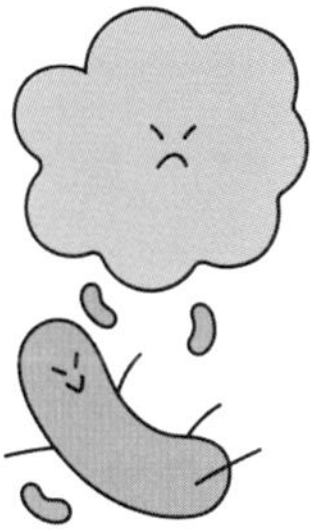

**病原菌**

サルモネラ菌、百日咳菌、アレルギー症状を引き起こすスギやヒノキなどの花粉、ハウスダストなど

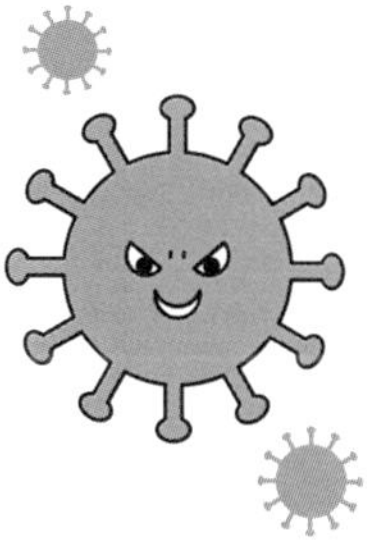

**ウイルス**

新型コロナウイルス、インフルエンザウイルス、ノロウイルス、ライノウイルスなど

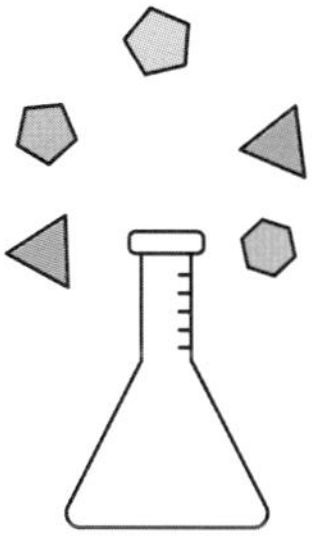

**化学物質**

排気ガス、ホルムアルデヒド（塗料や接着剤など）、アセトアルデヒド（たばこの煙など）など

↓

**免疫システムが体内への侵入をブロック！**

## 免疫システムは大きく2つある

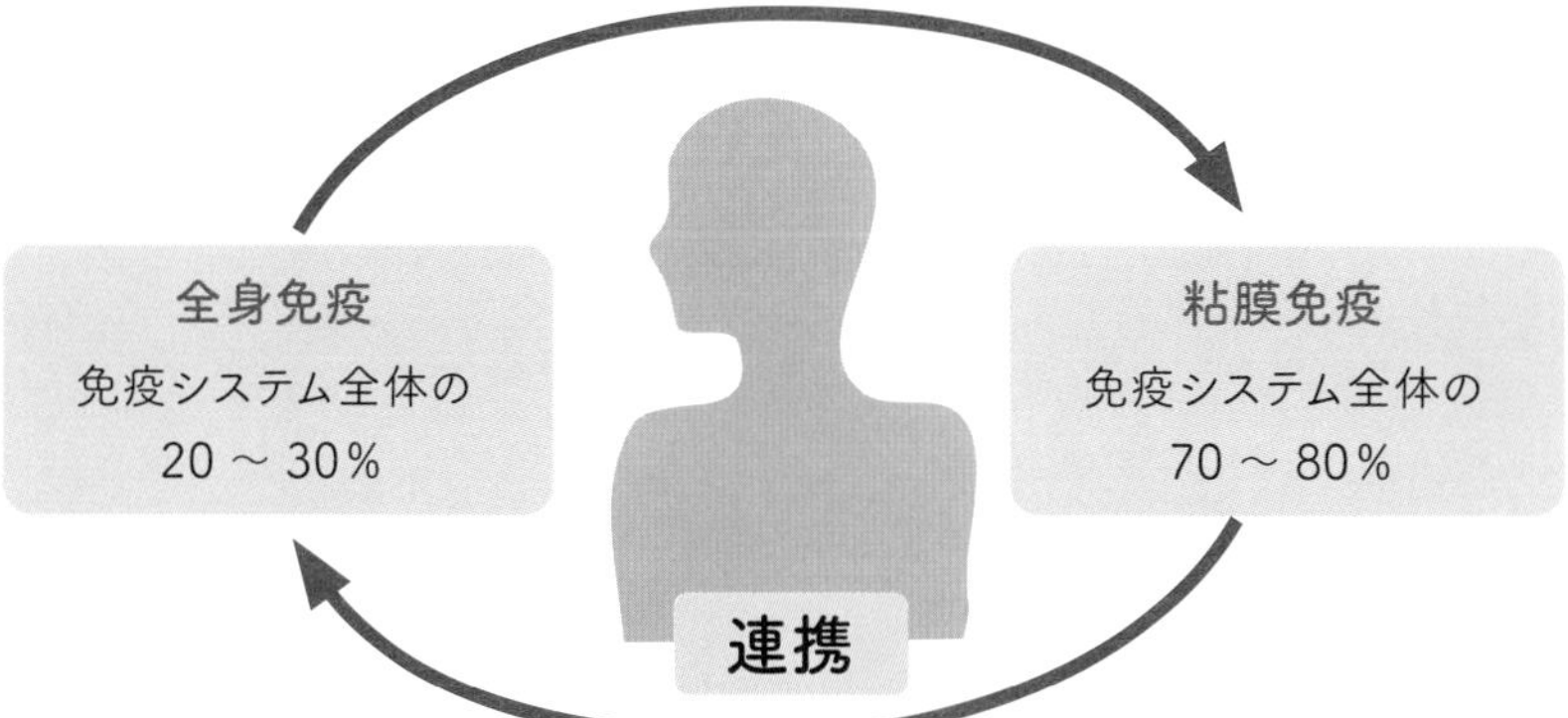


**病気になるのを防ぐ！**

## 外敵の侵入に対抗する免疫システム

# 傷口からの敵を撃退！「全身免疫」

### 私たちの体を守る免疫細胞

免疫とは、字の通り**「疫病から免《まぬが》れる」ために体を守る働き全体のこと**をいいます。例えば、はしかや水ぼうそう、おたふく風邪などの伝染病に一度かかった人は、次はもう感染しないか、感染したとしても軽い症状ですむようになります。これは、一度かかった病気の原因となった病原体を体が記憶していて、次からはその病原体を素早く撃退できるようになるため。この状態を**「体に免疫ができた」**という言い方をしますが、これは免疫細胞による働きなのです。

この免疫にはふたつのシステムがありますが、その基本となるのが**全身免疫**です。これは主に、**傷口から体に入りこんでくる病原菌などの異物に対抗するための免疫システム**で、物理的に全身を覆っている皮膚はそのひとつ。普段は体内の組織や細胞を外敵から守っており、皮膚が破れたときは傷口から血が流れ、次第にかさぶたとなることで病原体の侵入を防いでいます。

皮膚の段階を越えて病原菌が体内へ入り込んだ場合、対抗するのは血液中の免疫細胞である白血球です。**白血球は、体中にある免疫細胞の中でも、特に血液中で働く細胞**の総称。体の免疫システムの支えとなる重要な細胞で、形状や役割によって多くの種類があります。

# 免疫システムを支える白血球

白血球とは、血液中で免疫システムを支える細胞の総称。病原菌やウイルス、体に有害な化学物質などを、「自分の体の一部ではないもの＝異物」として認識する能力を持ちます。なお、免疫細胞が対抗する原因となる異物を「抗原」と呼びます。

## 白血球は大きく分けて３種類

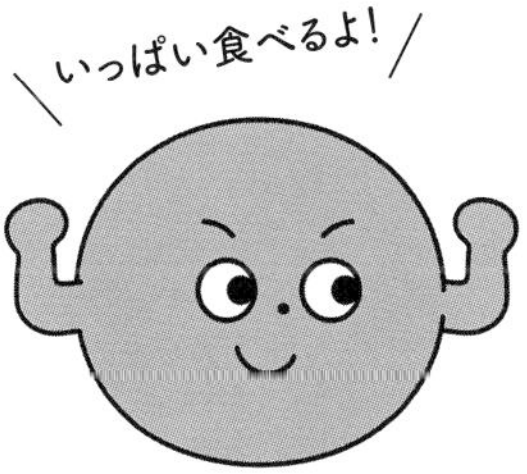
いっぱい食べるよ！

### 顆粒球《かりゅうきゅう》　約60％

細胞に含まれる殺菌作用のある成分が小さな粒々（顆粒）になって見えるため、こう呼ばれる。病原体や古い細胞の老廃物など、異物はなんでも飲みこみ、自分が死ぬまで食べ続ける。死滅した顆粒球は、膿《うみ》となって排出される。

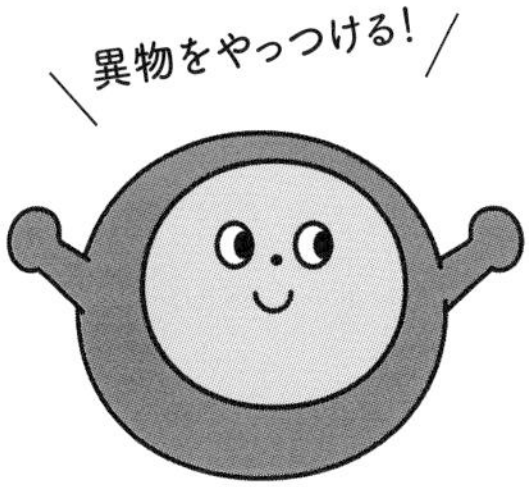
異物をやっつける！

### リンパ球　約35％

T細胞、B細胞、キラーT細胞、ナチュラルキラー細胞など、役割によってさまざまな種類に分けられ、相互に連携して働くことで異物を攻撃し、退治する。特にB細胞が異物の特徴を記録する働きを持つことにより、同じ異物が再び侵入してきた場合に体に抗体を作ることができる（＝免疫ができる）。

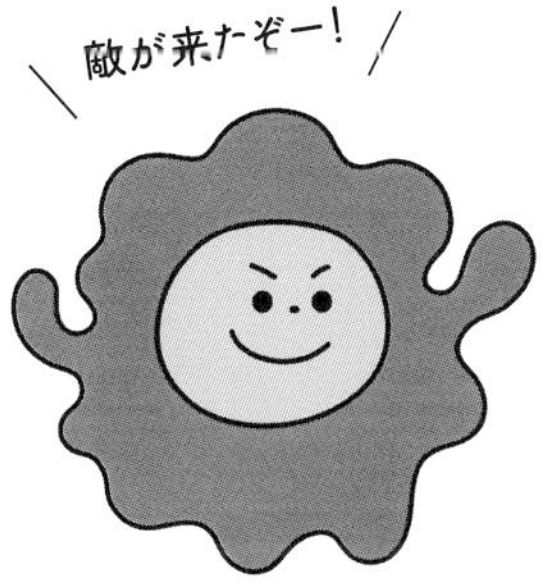
敵が来たぞー！

### 単球（マクロファージ）　約5％

体に不必要なものをなんでも飲みこんで分解する（＝貪食）ことから、貪食《どんしょく》細胞・大食細胞とも呼ばれる。体に異物が入ると真っ先に襲いかかり、たんぱく質の一種を排出して、外敵の存在をほかの免疫細胞へ伝える。

## 自律神経の乱れがアレルギー疾患の原因に
# 「全身免疫」をつかさどる自律神経

### 自律神経はバランスが重要

全身免疫に大きな影響を及ぼすのが自律神経です。**自律神経とは、心臓の動きや呼吸などの生命維持機能を調節するために、意思から「自律」して働く神経**のこと。正反対の働きを持つ2種類の神経が、1日の中で入れかわりながらバランスをとっています。**主に日中に働き、体を活発にさせる「交感神経」**と、**主に夜に働き、体をリラックスさせる「副交感神経」**の2つです。

この2つの神経は、白血球の大部分を占める顆粒球とリンパ球の数も調整しています。そのため、**自律神経の極端な乱れは、顆粒球とリンパ球の異常な増加・減少を引き起こす場合があり**ます。交感神経が優位な状態が続いて顆粒球が異常に増えると、顆粒球が自分の体を攻撃してしまい、**炎症疾患の原因となりがんの発症リスクも高まり**ます。逆に極端に副交感神経が優位になるとリンパ球が異常に増え、免疫システムが正常に働かず、**アレルギー疾患や自己免疫疾患の原因となります**（顆粒球・リンパ球については21ページ）。

また、腸の管は2つの神経細胞の層にくるまれているため、自律神経が乱れると、腸の蠕動運動のバランスが乱れて便秘や下痢になりやすくなります。さらに腸内の殺菌システムの働きも落ちて、腸内に悪玉菌が増えてしまいます。

# 自律神経のバランスが人体に与える影響

| 副交感神経 | | 交感神経 |
|---|---|---|
| 遅い<br>血流はゆるやかに進む | ← **血流** → | 速い<br>血行がよく動きやすい |
| 低め<br>血管は弛緩ぎみになっている | ← **血圧** → | 高め<br>血管は収縮ぎみになっている |
| 低め<br>休息に適した状態 | ← **体温** → | 高め<br>上昇し、活動に適した状態 |
| 深め<br>酸素が体の隅々に行き渡る | ← **呼吸** → | 浅め<br>やや速く、緊張ぎみ |
| 活動<br>活発に消化が行われる | ← **消化** → | 抑制<br>あまりスムーズに行われない |
| 弛緩<br>リラックスした状態に | ← **筋肉** → | 緊張<br>瞬発力を発揮できるが、その分疲れる |
| 抑制<br>蠕動運動を抑制 | ← **腸** → | 活動<br>蠕動運動を促進 |

## 免疫力

| | | |
|---|---|---|
| 減少<br>外敵を攻撃することができない | ← **顆粒球**（P.21 を参照） → | 増加<br>外敵に素早く対応することが可能 |
| 増加<br>ウイルスなどに対する抵抗力がつく | ← **リンパ球**（P.21 を参照） → | 減少<br>抵抗力が弱く、ウイルスに感染しやすい |

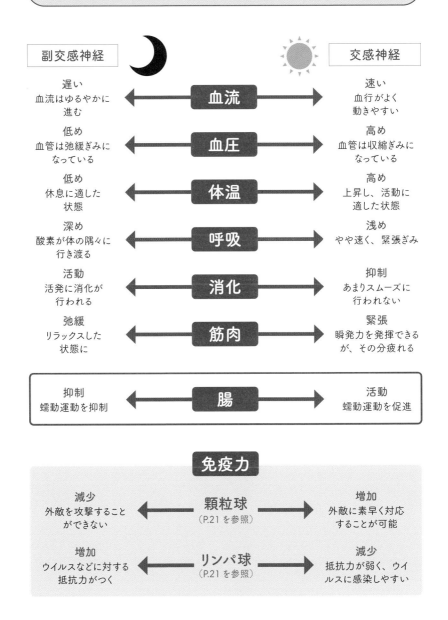

最前線の生体防御システムは消化器官に！

# 食べ物の病原菌を防ぐ「粘膜免疫」

## 腸は免疫システムの最強地点

前ページの全身免疫とはまったく別の、強力な免疫システムの存在が、近年の研究によって明らかになりました。それが**粘膜免疫**。特にその**システムの70～80％は小腸と大腸に備わっているため、腸管免疫とも**呼ばれます。

全身免疫が傷口などからの異物の侵入を防ぐのに対し、粘膜免疫は粘膜からの異物の侵入を防ぐもの。私たちが毎日当たり前に行っている食事などの際に、**空気や食べ物と一緒に体内に入ってこようとする病原体や毒素を防ぐための免疫システム**です。消化器官の内部へ入ってきた病原体に対して体内へ入らないよう防ぐので、これはまさに水際で攻防戦をくりひろげるようなもの。**粘膜免疫は、体の最前線の生体防御システムといえる**のです。

このために全身の粘膜には膨大な数の免疫細胞が集まっており、粘膜全体で連携して動くためのネットワークが整っています。口から入ってきた異物は、器官ごとにさまざまな方法で撃退され、次々に体外に排出されます。もし生き残って腸までたどり着いたとしても、そこには体内で最大の免疫システムが待ち構えているのです。なかでも**最強なのは小腸にあるパイエル板と呼ばれる特殊な免疫組織で、体内のほぼすべての種類の免疫細胞が集結**しています。

# 毒素侵入を防ぐからだ全体の粘膜

## 口

外敵の最大の入り口となる場所。唾液に含まれる酵素（リゾチーム）に殺菌作用がある。口の中には、口の奥の両側にある扁桃腺をはじめ、多くのリンパ球が集まる強力なリンパ組織があり、口全体をぐるりと覆うように取り囲んで気道や消化管を守っている。

## 気管支

毛のように細く伸びた細胞（線毛）にブラシのようにびっしりと覆われており、ほこりやちりのような大きな異物や病原体を、粘膜細胞を保護する粘液とともに「痰」として体外へ排出する。粘膜細胞には強力なリンパ球グループが集まり、小さな病原体や有毒物質を攻撃する。

## 胃

胃液に含まれる胃酸は皮膚も溶かすほどの強酸性で、病原体の大半を死滅させる。また、腐った食べ物や食中毒の原因となる病原体、過度の飲酒状態などを確認すると、脳に情報を伝達する。脳が緊急事態と判断すると胃の筋肉へ指令がくだり、胃の中のものを外に吐き出す。

## 小腸

腸には全身の免疫細胞の約 70 ～ 80%が集まっている。リンパ液・粘液により粘膜細胞を保護している。粘膜細胞表面では、免疫細胞が毒素を撃退する。パイエル板というリンパ組織で病原体を捕まえて分解し、抗体を作り毒素を消す。

## 大腸

腸内フローラと呼ばれる腸内細菌群のなかの善玉菌の働きにより、病原菌の腸壁への接着や侵入を阻止し、粘膜を強化し、免疫細胞を制御する。強力な毒素を感知すると、大量の腸液を分泌し、下痢によって毒素を排出させる。

免疫には先天的なものと後天的なものがある

# 「自然免疫」と「獲得免疫」とは？

## 感染した病気に免疫ができる理由

これまで述べてきた「全身免疫」と「粘膜免疫」は免疫が働く場所による分類ですが、免疫のしくみを機能面で考えると、異なるふたつの種類の免疫システムがあるのがわかります。**人間に生まれつき備わっている基本的な防御システムである「自然免疫」**と、**生まれた後で経験によって培われた防御システム「獲得免疫」**です。

自然免疫と獲得免疫の大きな違いは、**異物の特性を特定するかどうか**です。自分の体にとって異物であると判断したものに対して、自然免疫はその異物が何であれ区別せず防御・撃退します。例えば、体を守るバリアである皮膚や、粘膜を守る粘液などの、物理的な防御システムがこれにあたります。また、21ページで述べた白血球の顆粒球や単球などの、相手が何であれ食べてしまう働きも、自然免疫のひとつ。

それに対して獲得免疫は、その異物の特性を特定し、異物に合わせた方法で防御・撃退する、精密で科学的なシステムです。白血球の中でもリンパ球に含まれる、異物に合わせた抗体を作る指示を出すT細胞や、異物の特徴を記憶するB細胞などがこれにあたります。一度感染した病原体に感染しにくくなるのはこのため。**獲得免疫は自然免疫が取り逃がした異物を処理し、次の感染に備えるための免疫システム**です。

# 自然免疫と獲得免疫の違い

## 自然免疫

①生まれつき自然と体に備わっている免疫
②皮膚や粘液によるバリア機能など、単純で物理的な防御システム
③異物の種類の特定や区別をせず、一律に排除する
④特定の異物に対応するわけではないため「非特異的免疫システム」と呼ばれる

### 人間以外の生物なら……

シロクマ

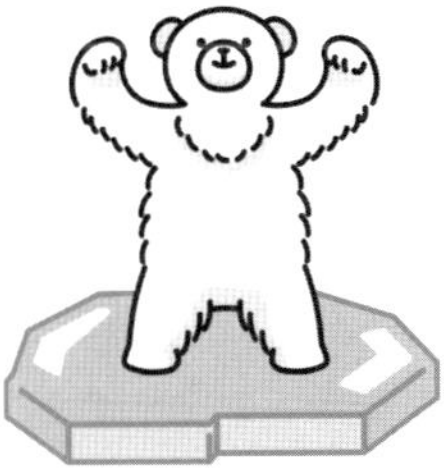

体毛で寒さをバリア！

カエル・カメレオン

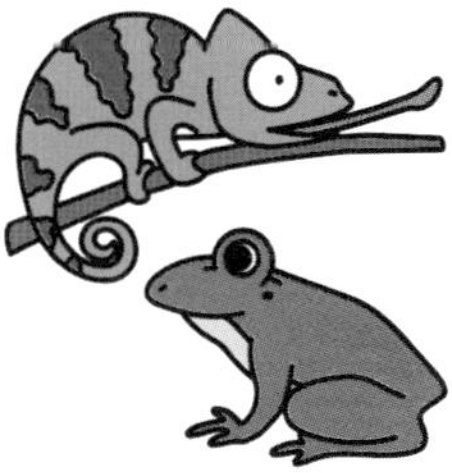

体の色を変えて
敵の目をあざむく！

## 獲得免疫

①免疫システムがさまざまな病原体と戦う経験を通して獲得した免疫
②病原体の性質や特徴を特定し対応した防御を行う、精密で化学的なシステム
③戦った経験を記憶するため、一度感染した病原体の抗体を作れるようになる
④特定の異物に対応するため「特異的免疫システム」と呼ばれる

### 異物が侵入しようとすると……

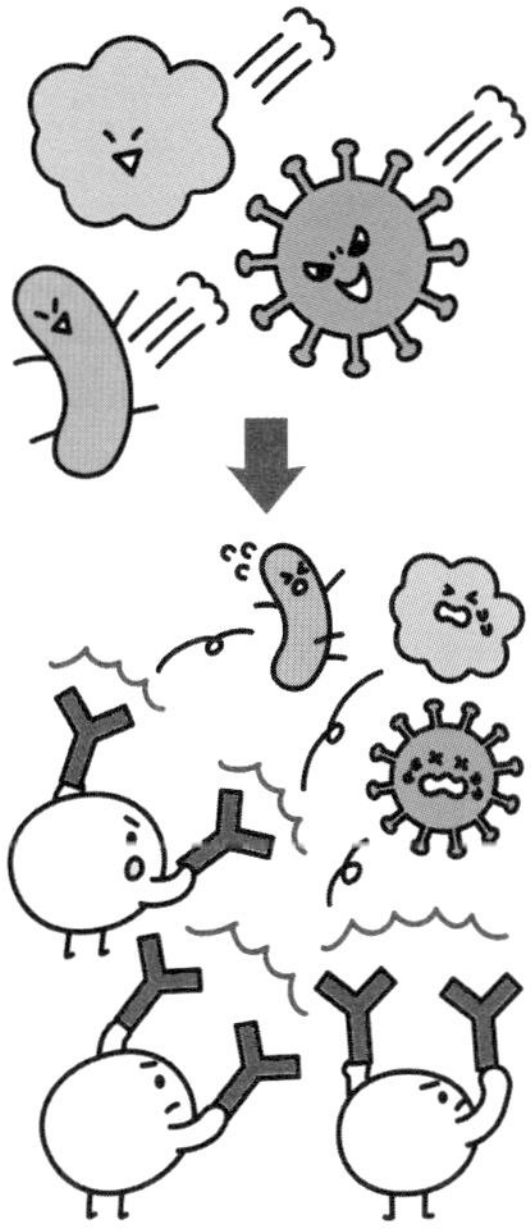

正確に識別し
素早く防御！

# 一度戦った病原菌の情報は死ぬまで忘れない
# 獲得した「免疫記憶」は一生モノ！

## ワクチンにも応用される免疫記憶

獲得免疫システムにより、免疫細胞は一度戦った病原体の特徴を特定し、抗体を作ったり記憶して次の感染に備えたりするのは、前ページで述べた通りです。この特徴を記憶することを、免疫記憶といいます。驚くことにこの**免疫記憶は、一度覚えたら死ぬまで忘れることがありません。**

はしかやおたふく風邪など、一度かかったら二度とかからない病気があるのはこのためです。

特定の病原体が腸内に侵入してくると、リンパ球のT細胞は病原体の特性を特定し、その特性に対応できる抗体を作るようにB細胞へと指令を出します。抗体を作って病原体を撃退した後は、働いたT細胞とB細胞はほとんど死んでしまいます。ところが**B細胞の一部だけは、相手の特性を記憶したまま生き残る**のです。これは同じ病原体に再び襲われたときに、以前の経験を活かし、すぐに抗体を作って対抗できるように備えておくため。**このメカニズムを応用しているのが、特定の病気に対する予防ワクチン**です。

免疫記憶は多くなればなるほど対抗できる病気が増え、病気に対する抵抗力がつきます。そのため、腸には病原体をわざと少しだけ侵入させることで、獲得免疫に情報を記憶させるしくみもあります。いわば、腸は免疫細胞に学習させるための、学校のような役割も備えているのです。

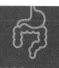

# 免疫記憶のメカニズム

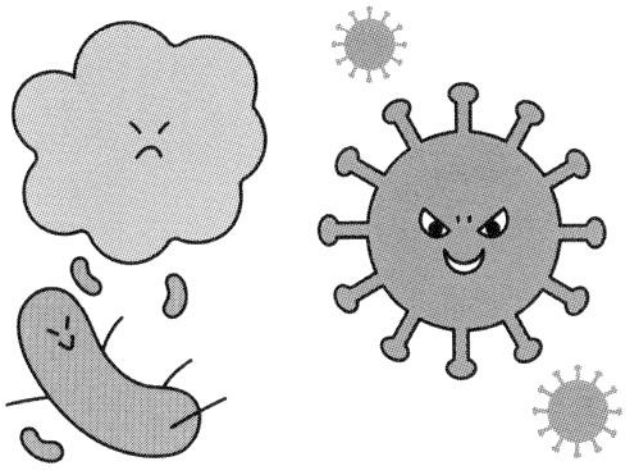

病原体やウイルスが
腸内に侵入しようと
すると……

T 細胞は B 細胞に
抗体を作るよう指示

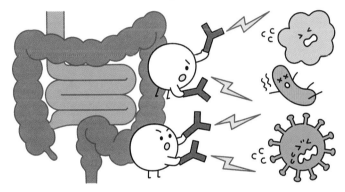

病原体やウイルスを撃退！
一部の B 細胞が病原体の記憶を持ったまま生き残る

**次に病原体が侵入したときに、素早く抗体が作れる！**

## ワクチンはこのメカニズムを利用

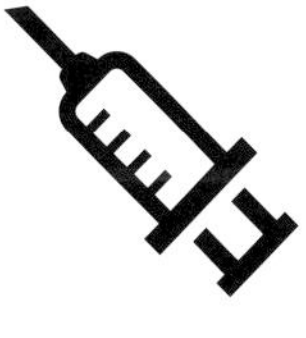

ワクチンは、特定の病原体の毒素を無効にしたりごく弱めたりして培養したもの。これをあらかじめ摂種することで、病原体の情報を体に記憶させる。本物の病原体が体に入ったら素早く攻撃できるように、免疫細胞に予習させておく。

## 腸内細菌はもうひとつの臓器のようなもの

# 腸内細菌の働きと免疫システムの影響

### 善玉菌を増やして免疫アップ！

免疫システムにとって、腸内細菌は大切な要素です。小腸の一部と大腸に棲みついている**腸内細菌は、1000種類以上・約100兆個。**細菌一つひとつは0．3〜5ミクロン（1ミクロン＝約0．001㎜）という極小のサイズでありながら、すべて合わせると重さは約1kgにもなります。人間の体の細胞は全部で約60兆個といわれているため、**腸には自分の全細胞をはるかに超える量の細菌が棲みついている**ことになるのです。体にとって重要な働きをしているだけでなく、異変があれば体への影響は非常に大きくなります。学者の中には「もうひとつの独立した臓器」と例える人もいます。

この1000種類以上の細菌は、細菌の種類によって働きが異なり、**人体に有益かどうかによって「善玉菌」「悪玉菌」「日和見菌」の3種類に分けられ**ます。腸内細菌の全体数はほぼ決まっているため、細菌はどれかが増えればどれかが減ることになります。このバランスは食生活や生活習慣で変動し、**善玉菌が増えれば免疫力が上昇し、悪玉菌が増えれば免疫力は低下**します。

また、腸内細胞の働きが免疫力をあげるのとは別に、腸内細菌それ自体にも侵入者を排除しようとする性質があります。これによって、体の免疫システムを強化しているのです。

# 腸内細菌の3つのタイプ

**善玉菌**

体によい働きをする菌。人間にない消化酵素を持ち、栄養素を分解する。有害物質の分解や体外への排出に役立つ。腸内環境を整え、悪玉菌を減らす。

**悪玉菌**

体に悪い働きをする菌。有害な化学物質を作る。老化を促進させ、がんのリスクを高める。免疫力が低下すると増え、さらに免疫力を低下させる。

**日和見菌**

普段健康なときは特に働くことのない菌。悪玉菌が優位になったり体が弱ったりすると、悪玉菌と同様に有害な作用を及ぼすようになる。

## 年齢によって腸内細菌の割合は変化する！

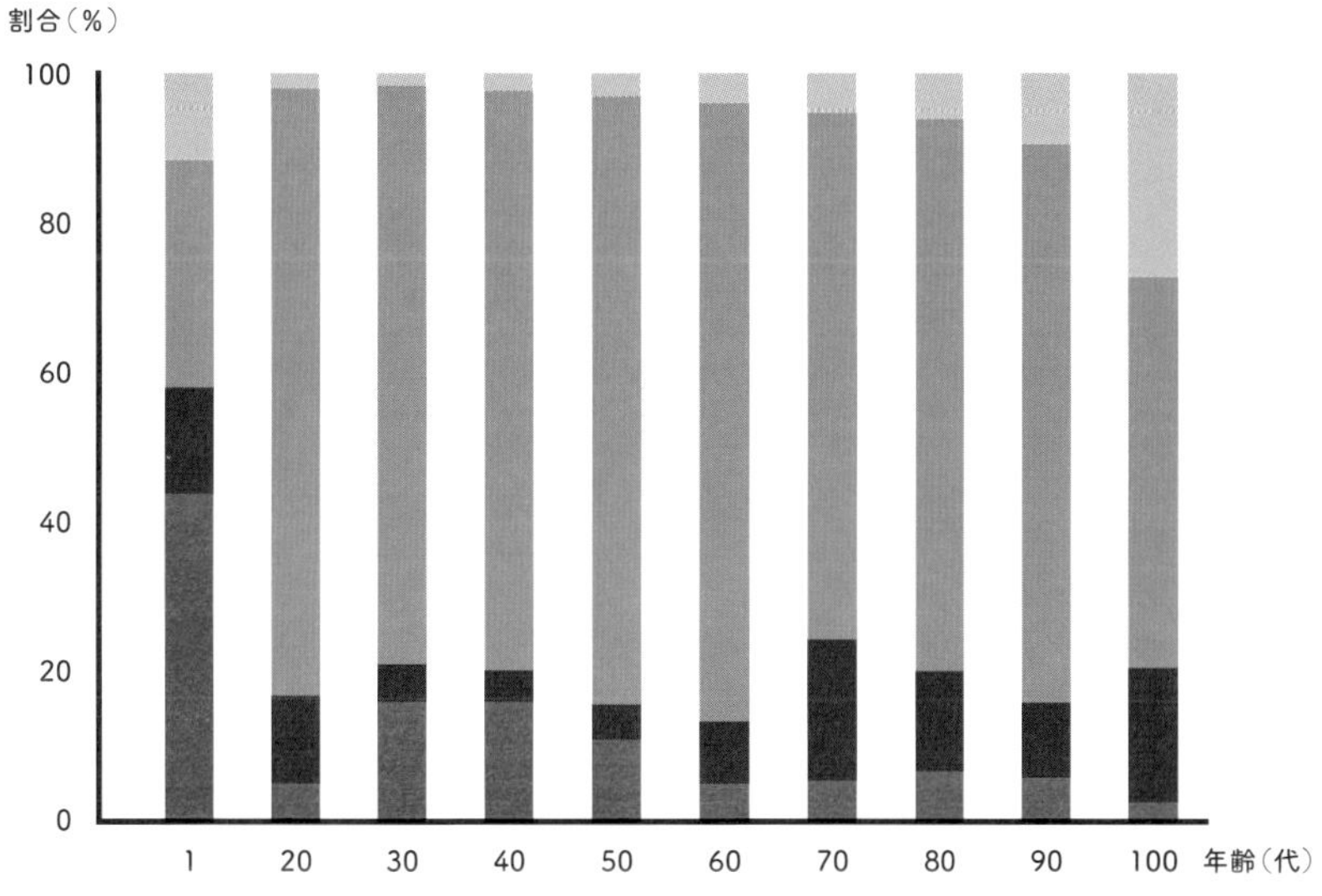


出典／生後から100歳以上までの加齢に伴う腸内菌叢変化（2015年、小田巻俊考ら）

腸内細菌の種類

■ 善玉菌（アクチノバクテリア）　■ 日和見菌（バクテロイデス）
■ 日和見菌（ファーミキューテス）　■ 悪玉菌（プロテオバクテリア）

生まれたとき、腸内は無菌状態。その後、腸内細菌に感染し、食生活や生活習慣で変化しつつも、ほぼ一定の環境を保ちます。理想のバランスは、善玉菌：悪玉菌：日和見菌が2：1：7。ただし60歳を過ぎると、善玉菌が減り悪玉菌が増える傾向にあります。

糖質・脂肪・たんぱく質はなぜ必要?

# 人の体に欠かせない三大栄養素

## 細胞のエネルギー源・材料となる

私たちの体の細胞は、日々活動し、新しい細胞を作り出して新陳代謝していくために、エネルギー源としてさまざまな栄養素を必要とします。その中でも特に**生命の維持に必要不可欠となるのが、三大栄養素と呼ばれる「糖質」「脂肪」「たんぱく質」**です。

**糖質とは、脳を含めた体のすべての細胞のエネルギー源となる栄養素**です。食物繊維と合わせて炭水化物と呼ばれます。ブドウ糖などさまざまな糖の分子が結合した化合物の総称で、結合する分子の量によって単糖類・二糖類・多糖類に分けられます。

**脂肪も細胞を動かすエネルギーとなる重要な栄養素**です。脂質ともいい、文字通り「脂《あぶら》」のことを指します。すぐに使われる脂肪酸、体にためこまれる中性脂肪、細胞膜やホルモンの材料となるコレステロールに大きく分けられます。

**たんぱく質は、臓器や筋肉など、体そのものを構成している栄養素**。人間を含め、動物も植物や微生物なども、生命体はすべてたんぱく質でできています。日々体内で新しい細胞を作り出すために、もっとも欠かせない栄養素です。

これらは3つとも、体内の消化器官を通り抜けながら少しずつ小さな分子に分解され、主に小腸で吸収されます。

# 腸が吸収する三大栄養素

糖質・脂肪・たんぱく質の３つは、生命を維持していくためにもっとも重要な栄養素。口から入ると体内で分解され、腸から吸収されます。吸収された後は、血管やリンパ管を通して全身へと届けられます。

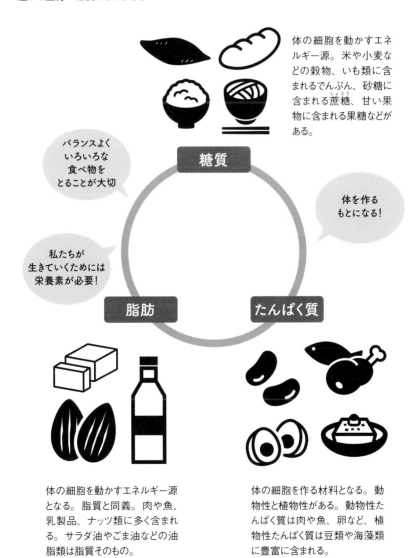

体の細胞を動かすエネルギー源。米や小麦などの穀物、いも類に含まれるでんぷん、砂糖に含まれる蔗糖《しょとう》、甘い果物に含まれる果糖などがある。

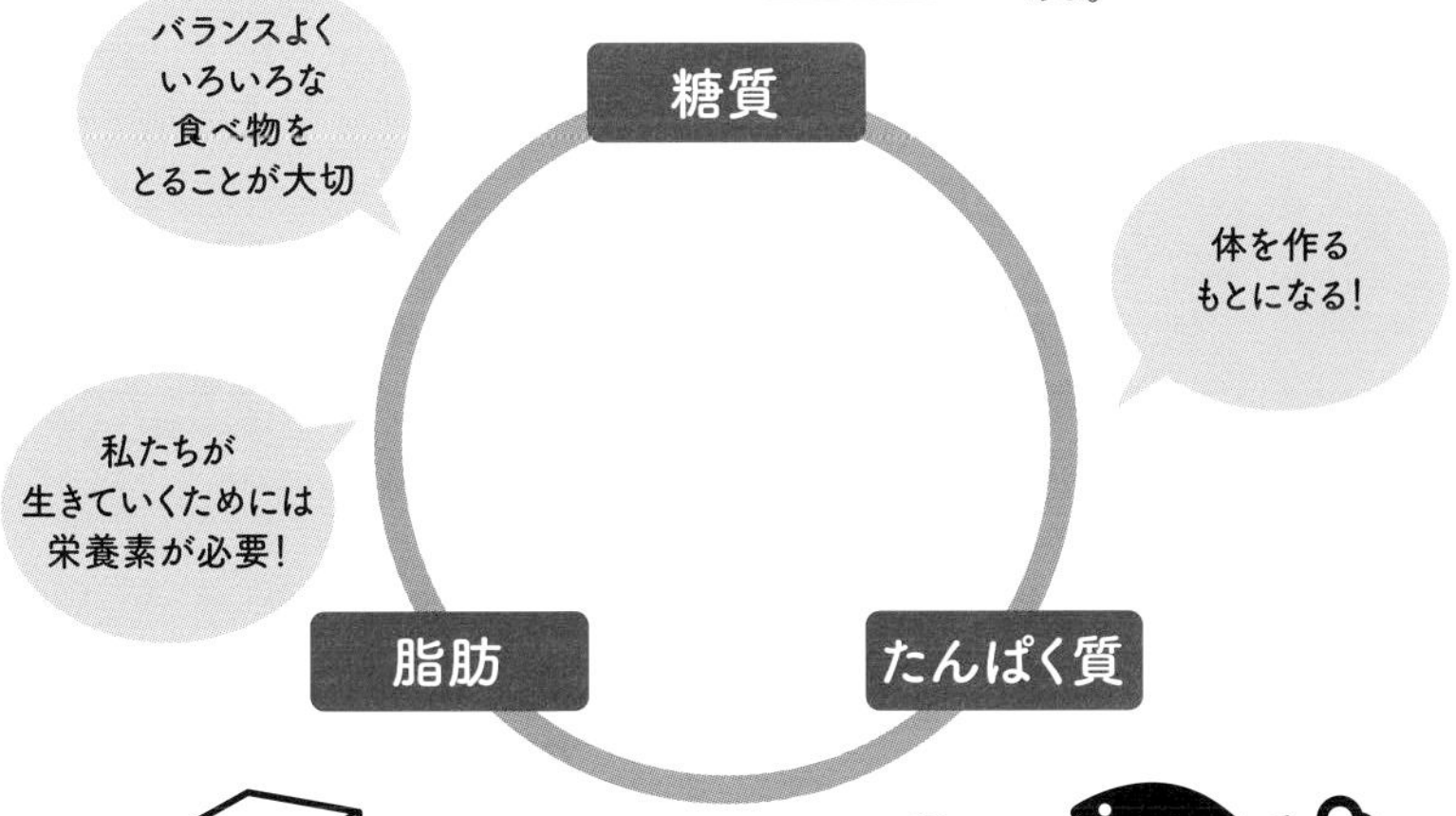
糖質
バランスよく いろいろな 食べ物を とることが大切
体を作る もとになる！
私たちが 生きていくためには 栄養素が必要！
脂肪
たんぱく質

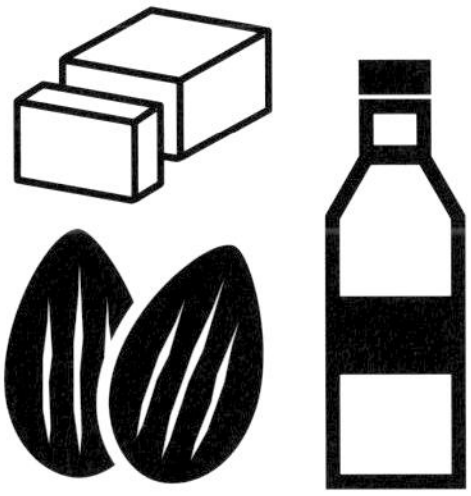

体の細胞を動かすエネルギー源となる。脂質と同義。肉や魚、乳製品、ナッツ類に多く含まれる。サラダ油やごま油などの油脂類は脂質そのもの。

体の細胞を作る材料となる。動物性と植物性がある。動物性たんぱく質は肉や魚、卵など、植物性たんぱく質は豆類や海藻類に豊富に含まれる。

安心も健康も快眠も、腸から始まる!?

# 幸せホルモン・セロトニンは腸が8割

## 消化器官のホルモン分泌事情とは

腸は生命と健康の維持にとってたいへん重要な器官ですが、実は心の健康にも大きな役割を持ちます。**腸では、脳に影響を及ぼすさまざまなホルモンや神経伝達物質が作られている**のです。そのひとつが**「幸せホルモン」とも呼ばれているセロトニン**。血液中や脳でも作られますが、腸で作られる分が全体の約8割を占めます。

腸でセロトニンが作られる理由は2つ。セロトニンに腸を動かす働きがあるためと、満腹や空腹などの腹具合を脳に伝えるためです。腸で作られたセロトニンは、自律神経系に作用して脳やほかの器官へ運ばれ、**脳で分泌されることで、心が落ち着いて幸せな気分を感じやすくなり、ストレスにも強くなります**。またセロトニンは「睡眠ホルモン」と呼ばれるメラトニンの材料になるため、**睡眠の質も上がります**。つまり**腸を健康に保つことでセロトニンが適切に分泌されると、精神が安定して生活の質も高められる**のです。

ほかにも、胃や腸からはさまざまなホルモンが分泌されており、この**消化器官から分泌されるホルモンのことを、消化管ホルモン**といいます。消化に関わる作用を持つホルモンがほとんどですが、セロトニンや、やせホルモンとも呼ばれるGLP－1など、消化吸収とは直接関係のない働きをするものもあります。

# 消化器官で生まれるホルモン

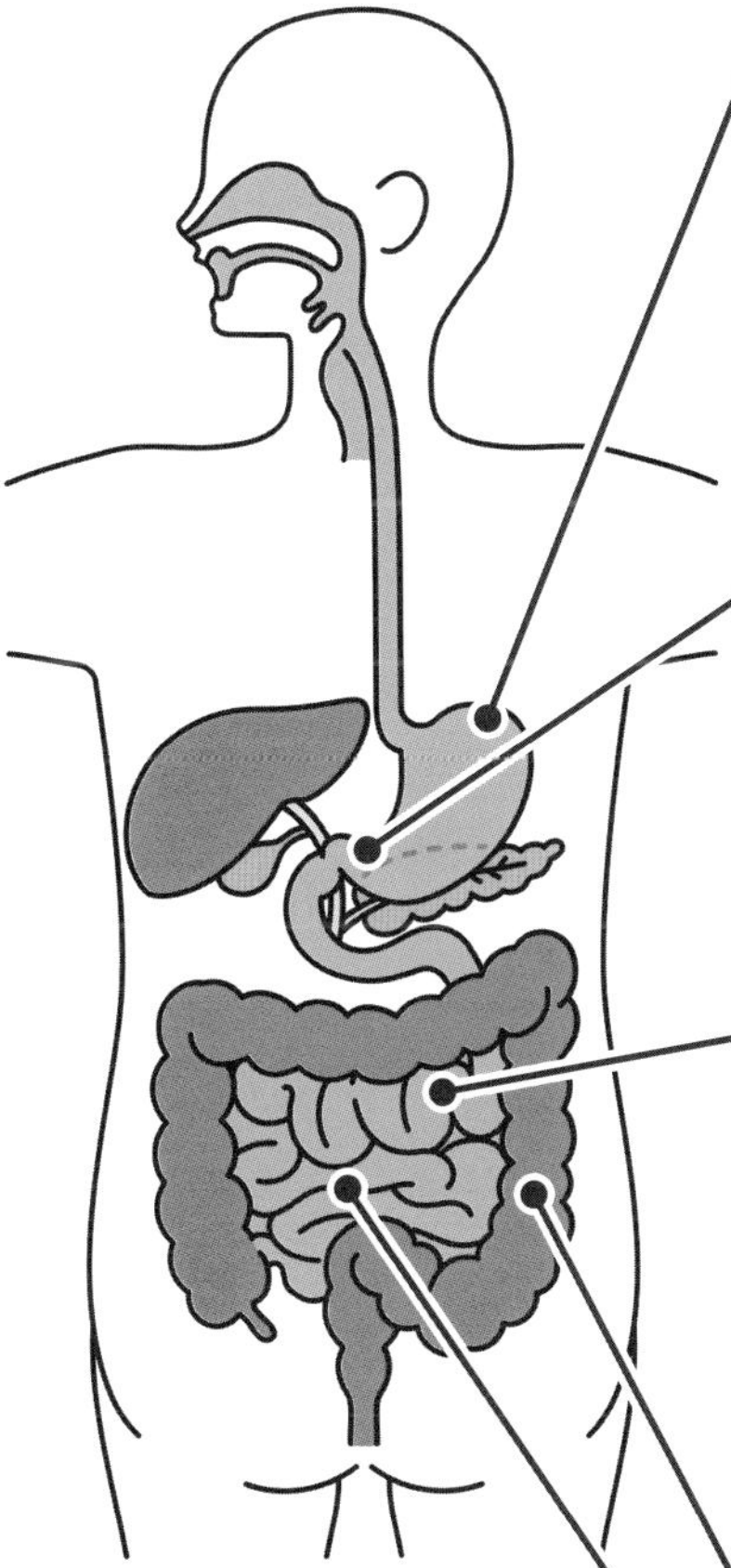

### 胃

**グレリン**：食欲を増進させる。

**ガストリン**：胃酸分泌や胃の運動を促す。

### 十二指腸

**セクレチン**：すい液分泌を促し、胃酸分泌を抑える。

**コレシストキニン（CCK）**：胆のうからの胆汁分泌・すい臓からのすい液分泌を促し、胃酸分泌を抑える。

### 小腸

**インクレチン（GLP-1、GIP）**：すい臓からのインスリン分泌を促し胃酸の分泌を抑える。やせホルモンとも呼ばれる。

### 小腸・大腸

**セロトニン**：気分を明るくさせて心を落ち着かせ、食欲を抑える。幸せホルモンとも呼ばれる。

### その他

**VIP**：小腸からの電解質と水の分泌を促し、胃酸分泌を抑える。

**ソマトスタチン**：ガストリン、セクレチン、インスリン、グルカゴンの分泌・産生を抑える。

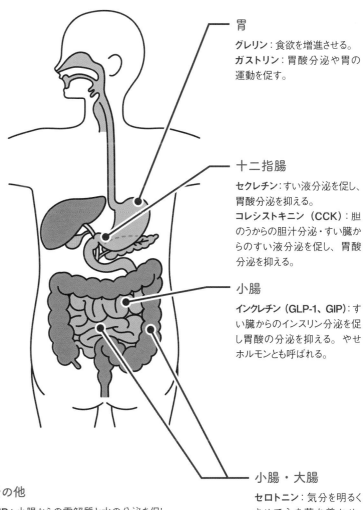

便の形・色・においで腸の健康チェック！

# 健康な人の便は8割水分でできている

## 便には細胞の死骸も含まれている

消化器官が担う最後の役割は、排泄です。**栄養素と水分を十分に吸収した後の食べ物の残りかすを、大腸の最後の器官である肛門から、便として体の外に排出する**のです。このとき残りかすとして排出される分量は、実際に食べたものの総分量の1割以下。食べ物が体内でいかにしっかりと消化され、吸収されているかがわかります。

ただし、便となるのは食べ物の残りかすだけではありません。健康な人の場合、**便の約80％は水分で構成**されています。残りの約20％のうち、**食べ物の残りかすは約1／3**だけ。便の固形成分の**残りの約2／3は、腸の中で働き終えた細胞や腸内細菌、病原体の死骸や有毒化学物質**などでできています。小腸や大腸の粘膜細胞は新陳代謝が旺盛で、特に小腸の粘膜細胞は1日〜1日半ごとに新しい細胞と入れかわるため、排出する細胞の死骸も膨大な量になるのです。

**排出された便からは、大腸の健康状態が確認できます。**左図を参考に確認してみてください。図の中心となる理想的な便の状態であれば大腸は健康、中心から大きく外れるほど問題があります。回数や頻度も大切で、週に3回以上定期的に排便できていれば、健康状態は良好と考えられます。排便時のスッキリ感も大切です。

# 理想的な便の状態は？

腸内環境が健康なときの便は、表面がなめらかで軟らかく、すっと伸びたバナナ形かヘビのとぐろ形になります。色は黄色がかった褐色で、においは少なく、特に力まなくてもするりとスムーズに排便できます。

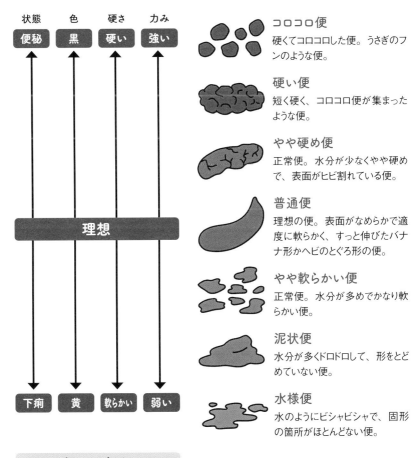

**コロコロ便**
硬くてコロコロした便。うさぎのフンのような便。

**硬い便**
短く硬く、コロコロ便が集まったような便。

**やや硬め便**
正常便。水分が少なくやや硬めで、表面がヒビ割れている便。

**普通便**
理想の便。表面がなめらかで適度に軟らかく、すっと伸びたバナナ形かヘビのとぐろ形の便。

**やや軟らかい便**
正常便。水分が多めでかなり軟らかい便。

**泥状便**
水分が多くドロドロして、形をとどめていない便。

**水様便**
水のようにビシャビシャで、固形の箇所がほとんどない便。

## こんな便には気をつけて

便の色に異常があるときは、腸内に出血やがんなどがある可能性があります。大腸に出血があると、便には赤い色が混じります。胃や十二指腸からの出血があると、便は黒いタールのようになります。そして十二指腸やすい臓、胆管などにがんができて胆汁が出なくなると、便は白くなります。こんな便が出たときは、すぐに病院へ。

便秘や下痢は「よくあること」？

# 日本人の2人に1人は便通異常

## 慢性化した便秘は要注意！

　日本人の排便状況についての調査結果があります（鳥居明医師：診断と治療／2005年）。それによると、直近3ヵ月間に便秘または下痢を経験した人は約44％。便秘と下痢のことを便通異常といいますが、つまり**日本人は約2人に1人が日常的に便通異常を起こしている**のです。

　便秘とは、大腸に便が長くとどまり、便が水分を吸収されすぎて硬くなってしまうこと。下痢とは、大腸を便が通過する時間が早すぎて、十分に水分が吸収されていない便が排泄されてしまうこと。どちらも**大腸で蠕動運動や水分の吸収、腸液の分泌がうまくできなくなっている状態**です。急性の場合はほとんどが数日で治りますが、慢性化すると多くの重大な疾患の原因となります。特に多いのは、便秘が慢性化するケースです。

　便秘が慢性化すると腸内に悪玉菌が増殖し、大量の腐敗ガスや毒素、発がん性物質が発生。**免疫力が低下**し、粘膜に障害が出て**大腸疾患や大腸がんの原因になり**ます。また毒素は全身に運ばれて損傷や炎症を起こすほか、時間を経て全身の細胞や臓器に毒素が蓄積すると、さらに重篤な疾患を引き起こします。この**体内毒素蓄積による慢性疾患は、初期には痛みなどの自覚症状はほぼ感じられない**ため要注意。便通異常は慢性化する前に改善することが大切です。

# 便秘と下痢のメカニズム

## なぜ便秘や下痢になるのか？

運動不足　ストレス　加齢
暴飲暴食　冷え　感染症

▼

大腸の動きに影響

▼

| 大腸に便が長くとどまる | 大腸を便が通過する時間が早すぎる |
| --- | --- |
| ▼ | ▼ |
| 便秘 | 下痢 |

## 便秘の慢性化には要注意

便秘が慢性化すると、大腸内で悪玉菌が増殖し、有害毒素や腐敗ガス、発がん性物質が大量に発生。免疫力が低下し、粘膜に障害が出ることで最悪の場合、大腸がんを発症する恐れがある。

↓

便通異常は慢性化する前に改善しよう

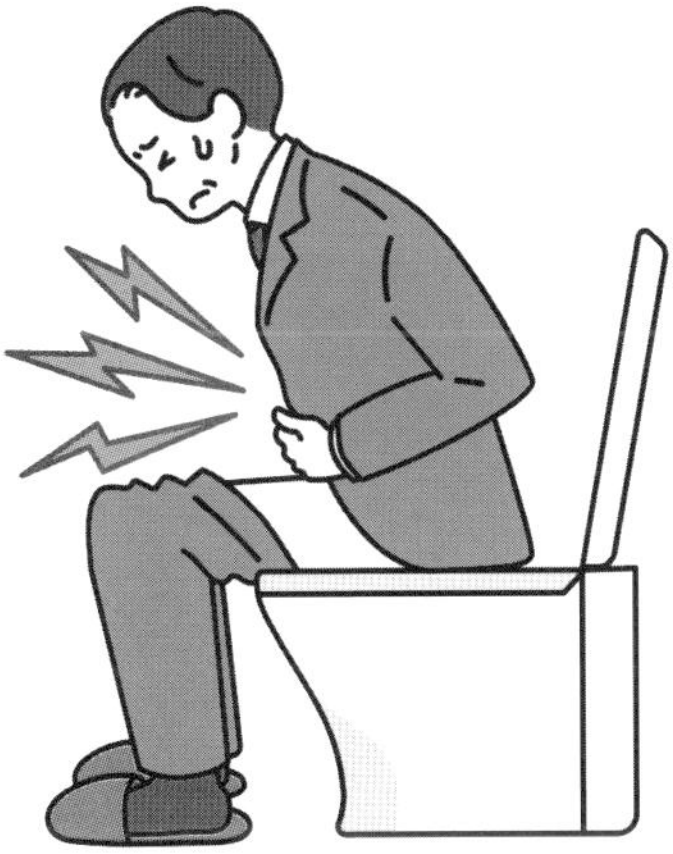

# 視力や聴力の低下、頭痛、脱力症状など
# 体内の毒素は、体にも心にも悪影響

## 腸内環境を整えればうつ病予防に

胃腸の機能が低下すると、体内に毒素が巡り蓄積されて、さまざまな疾患の原因に。では、具体的にはどのような疾患や症状が起こるでしょう?

腸内の腐敗毒素や腐敗ガスが体のあちこちへと送り届けられてしまうのは、血液の働きによるものです。腸内の粘膜を通って**毒素が血液に溶けこむことにより、血液循環によって全身を巡ってしまう**のです。毒素がたまると血液はドロドロとしてくるため、まず細かい毛細血管に十分な栄養素が行きわたらなくなります。特に**感覚器官の毛細血管に栄養素が行きわたらなければ、視力や聴力が低下**していきます。そのほか、さまざまな臓器や細胞に毒素がたまることにより、左ページに挙げたような不調が表れてきます。

さらには体だけでなく、心にも影響が出てくると考えられています。これは**脳腸相関といい、腸と脳は互いに密接に影響し合っているという考え方**。腸で作られる幸せホルモン・セロトニンもその大きな要素です。腸内環境とうつ病には強い関連性があり、ほかにも腸内細菌と認知症の関わりなどが研究されています。詳しい因果関係はまだ明らかではありませんが、マウスの実験を通して、**腸内環境がストレスや脳の発達、行動傾向に影響を与える**ことがわかっています。

# 体内の毒素蓄積が招く症状

### 頭痛

肝臓に毒素がたまることで、血液をろ過しながら心臓や肺など体の上方へと巡らせる機能が弱まると、頭に十分な酸素が届かなくなり偏頭痛が起こる。

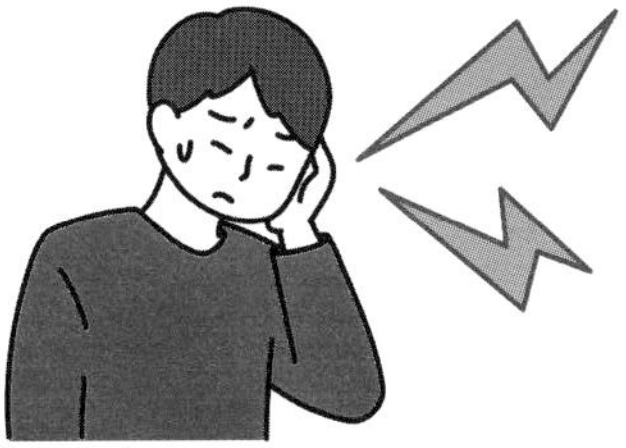

### 不眠

十二指腸に毒素や汚れがたまると、胆汁分泌のための管（胆《たん》管《かん》）が詰まり、消化の際にけいれんが起きる。夕食の内容によっては夜中にけいれんが起こり、目が覚める。

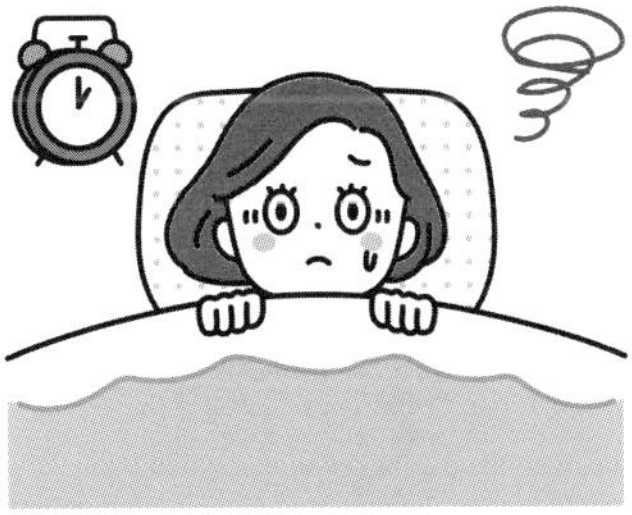

### 脱力症状・無気力症

毒素が脳に達すると、脳細胞に悪影響が出る。興奮を促すドーパミンやノルアドレナリンの働きが低下するなどの理由で行動意欲が減り、脱力症状や無気力症となる。

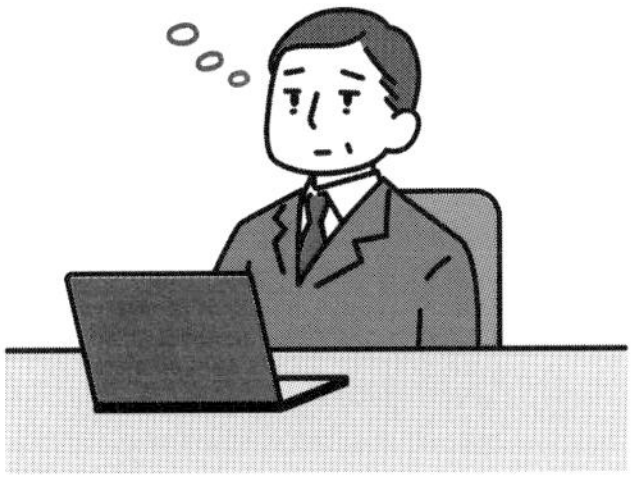

↓

## 最悪の場合、うつ病になってしまうことも

うつ病患者は慢性的で重い便秘状態であることが多く、うつ病の人の腸内はそうでない人に比べて、ビフィズス菌や乳酸菌などの善玉菌が少ないことがわかっています。これは腸内環境と精神障害に強い関連性があるためと考えられます。

## 肌は汗を出して毒素を排出しようとする

# 体内毒素が肌荒れやにきびの原因に

### 腸内環境改善で肌トラブル回避！

体の表面にある皮膚は、体内の排泄器官のひとつ。汗腺から汗を出すことで、毒素を体の外へ排出する役割を持ちます。そのため大腸の汚れから全身に毒素が巡ると、肌も汗に溶かす形で毒素を排出し始めます。**汗に混じった毒素が肌を刺激したり汚したりすることにより、皮膚表面の細胞が炎症を起こしたり化膿したりしたものが、にきびや吹き出物**です。なお、成長期ににきびが出ることが多いのは、皮膚の排泄機能や新陳代謝能力が高いため。体内の毒素を速やかに・大量に皮膚から排泄しようとし、その分、肌を刺激する頻度が高くなるからです。

にきびや吹き出物を治療する際には、注意が必要です。皮膚表面に付着した細菌が原因で炎症が起きている場合は、薬で症状を抑えて治療しても問題ありません。ですが**体内から毒素を排泄しようとしている場合は、薬で症状を抑えると、毒素を体内に閉じこめてしまう**ことになります。すると同じ症状が繰り返し出たり、悪化したりするだけでなく、あとあとさらに重い症状や疾患となる可能性もあります。

また腸内の悪玉菌が作り出す有害物質や腐敗毒素が全身に送られることで、肌トラブルを引き起こします。**肌荒れや肌の乾燥、肌ツヤの減少、シミやそばかすの原因**にもなります。

# 肌は腸の状態を表す「鏡」

## 肌荒れのメカニズム

悪玉菌が腸内で増加 ▶ 悪玉菌が有害物質を生み出す ▶ 有害物質が血流にのって全身へ ▶ 有害物質が肌に到達し肌荒れに

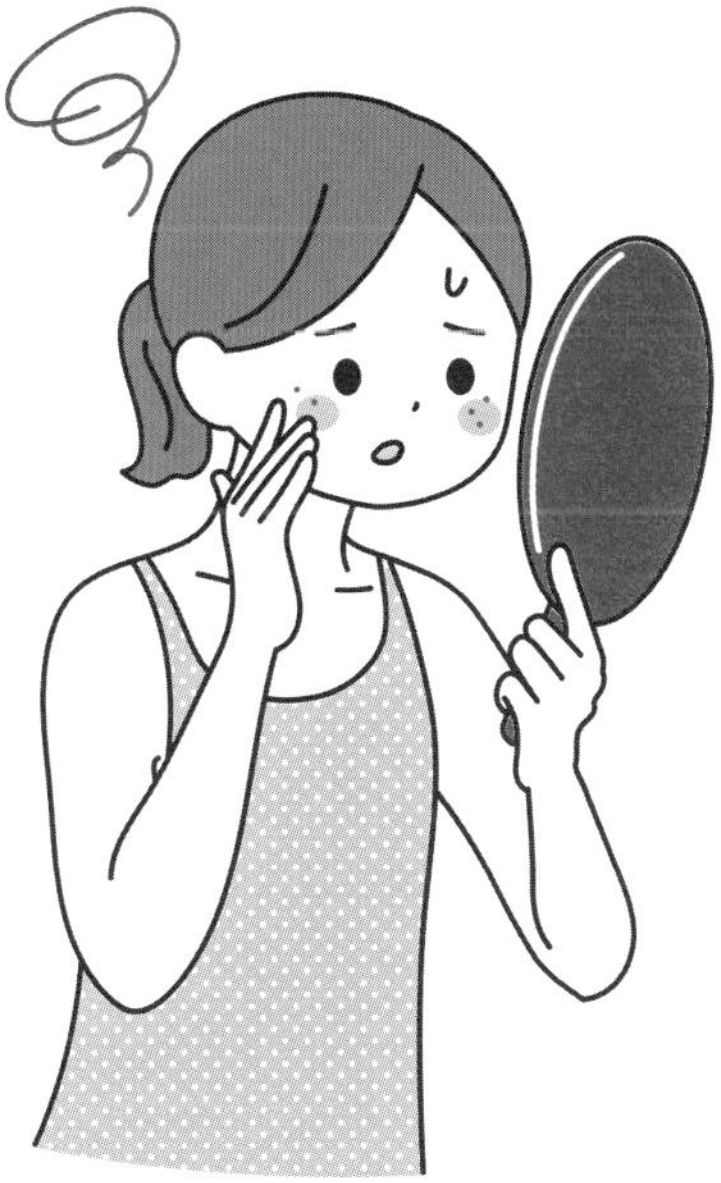

**有害物質**

▼

**肌荒れ**

**吹き出物**

**シミ**

**そばかす**

**が現れる！**

さらに……

## 髪や爪にも影響が！

髪の毛や爪は皮膚の付属器官。そのため、肌に異常が出るときには髪や爪も状態が悪くなります。髪なら白髪が増える、光沢をなくす、薄くなるなど。爪なら、縦にでこぼこした筋が入る、欠けやすくなる、足の爪が硬くぶ厚くなるなどの影響があります。

# 日本人女性は特に気をつけたい！
# 女性のがん死亡原因1位は大腸がん

## 免疫力を上げてがんを予防しよう

がんの死亡者数を部位別にみたときに、ほかの国に比べて**日本人は大腸がんでの死亡者数が多い**というデータがあります。特に**女性は大腸がんでの死亡者数が1位**という結果に。これは日本人女性だけで、ほかの国々では、乳がんや子宮頸がん、肝臓がん、胃がんで亡くなる女性が多いという結果でした。なお**大腸がんというのは、盲腸・結腸・直腸にできるがん**のこと。日本人は、結腸の中でもS状結腸と呼ばれる部分と直腸部分にがんができやすい傾向があります。

がんを予防するには、まず免疫力が大切です。実は私たちの体の中では、毎日3000〜5000個ものがん細胞が作られています。それを体中見張ってまわり、見つけ次第攻撃して死滅させているのが、リンパ球のひとつである免疫細胞・ナチュラルキラー細胞。**免疫力が低下し、ナチュラルキラー細胞が弱まれば、がん細胞はすぐに増殖**してしまうのです。それだけでなく、腸内環境が悪化して悪玉菌が増え、有害物質が臓器へ送られたり、ホルモンの分泌異常から機能不全が起こったりしても、がん細胞を増殖させてしまいます。逆をいえば、**腸内環境を整えることで、がん細胞の増殖を抑えられる**のです。

# 日本人は大腸がんになりやすい

## 部位別がん死亡数（2021 年）

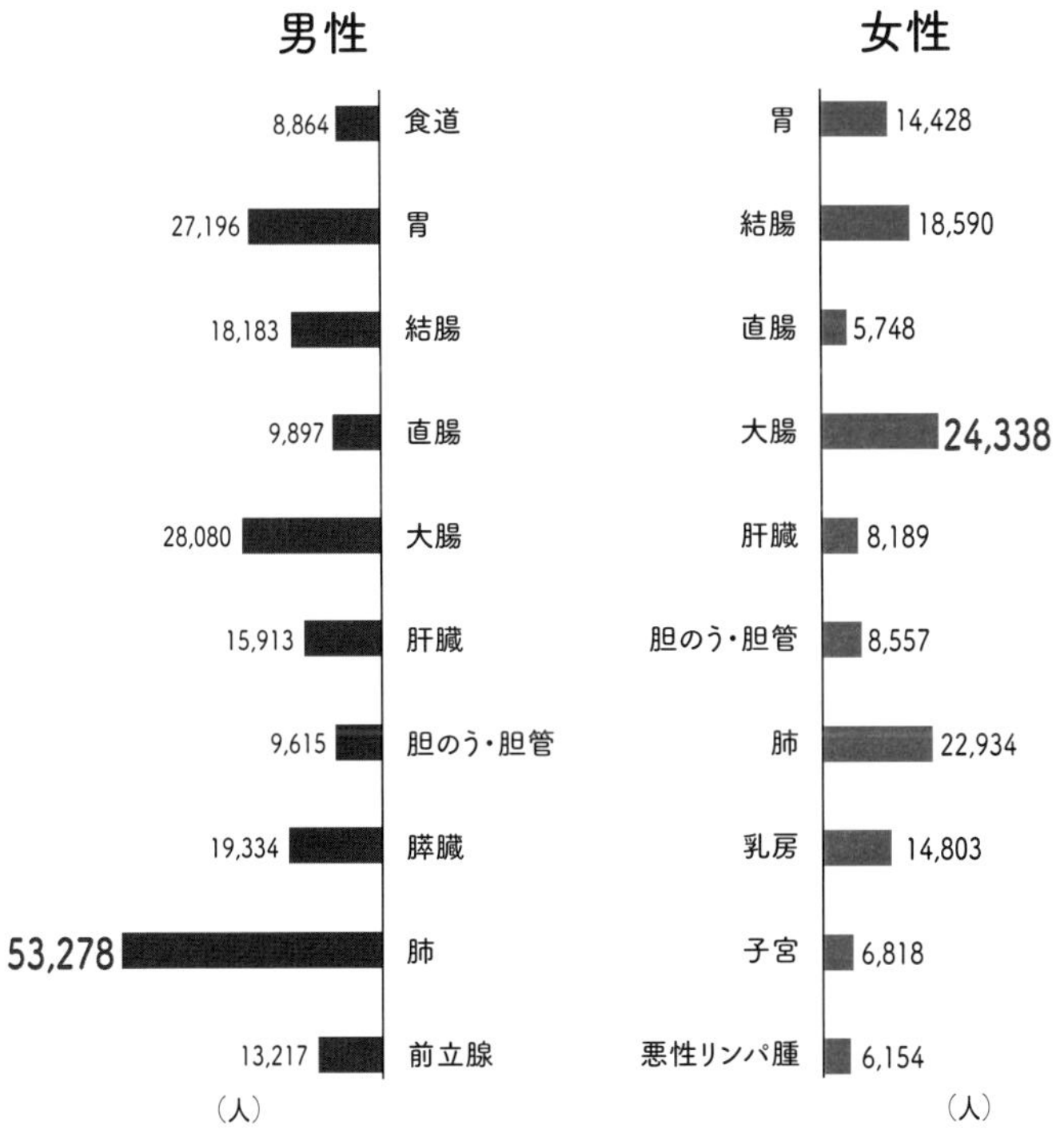


出典／人口動態統計がん死亡データ（国立がん研究センターがん情報サービス「がん統計」）

## 大腸がんでの死亡数は女性は 1 位、男性は 2 位

部位別のがんにおける死亡者数において、女性は 1 位が大腸がん。男性の 1 位は肺がん、2 位が大腸がんです。男女とも、大腸がんでの死亡者がほかのがんに比べてかなり多いことがわかります。

### こんな症状に注意

血便、下血、便が細い、残便感がある（排便後スッキリしない）、下痢と便秘をくり返す、腹部の張り、腹痛、貧血、体重減少など

Column. 1

# 進化の過程で最初にできた臓器は腸

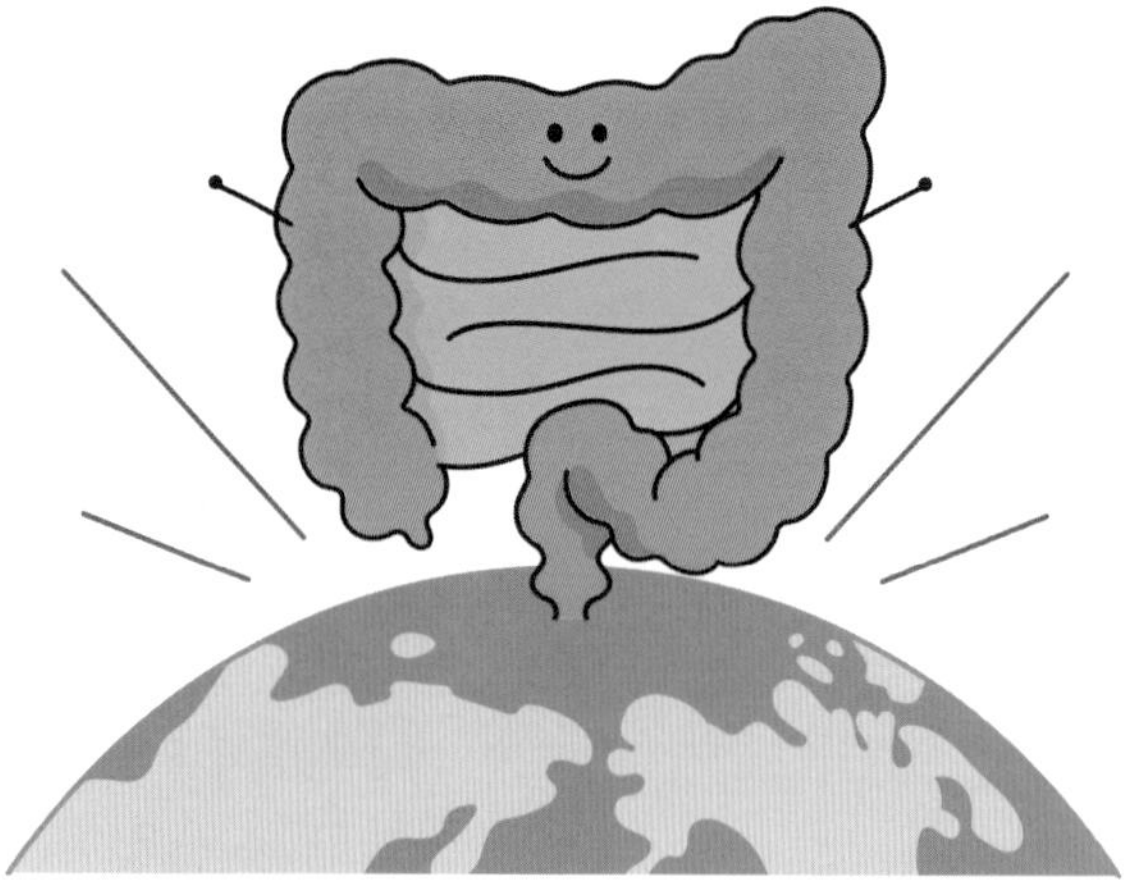

## 腸は脳より先に作られた植物から動物への進化のカナメ

約38億年前に誕生した、たったひとつの細胞でできた単細胞生物が、地球上で最初に誕生した生命だといわれています。生物はそれから多細胞生物を経て、腔腸《こうちょう》動物へと進化します。もっとも原始的な動物といわれる腔腸動物の体は、入り口（口）・腸・出口（肛門）のみのシンプルな構造。つまり、**生物に最初にできた臓器は腸**なのです。これは植物から動物へ進化するうえで、エネルギーを得る方法が光合成から栄養の消化吸収へと進化したために、そのための器官が最優先で作られたからと考えられます。

この後さらに進化し、動物が脳を持つようになるのは約5億年前です。この順番は今の人の体の形成時も同じで、**人の母胎のなかでも、腸の原形となる原腸胚《げんちょうはい》が最初に形成され**ます。

# Part 2

負担を減らして健康になる！

# 体を強くする胃腸の労り方

胃腸の調子を整えるには、気付かないうちに胃腸に悪影響を与えている習慣をやめるのが効率的です。さらに簡単で効果の高い運動のやり方や、定期検査のタイミングもおさえておきたいもの。できるものから取り入れて、胃腸を元気にしていきましょう。

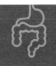

現代人の生活は腸に負担がかかりがち

# 腸が汚れる一番の理由は食生活の乱れ

## 生活習慣改善で病気を予防

体の栄養素を吸収する腸のシステムにとって、**異常を起こす最初にして最大の原因となるのは大腸の汚れ**です。そして**大腸が汚れる一番の原因は、食生活と生活習慣**にあります。

現代日本人の食生活は、肉類や乳製品、パンを中心とした欧米型に偏りがちです。ですがこれは戦後の食生活の変化によるもので、もともと日本人は魚や野菜など植物性たんぱく質中心の食生活を営んできた民族。**欧米型に偏った食生活が、生活習慣病の原因**となっているのです。肉類や乳製品は動物性たんぱく質や脂肪を多く含み、パンも糖質や脂肪分を含みます。**牛などの脂肪は人の体温では溶けにくいため、大量に摂取すると体内でドロドロ**になったり、**腐敗して腐敗ガスや毒素を発生**させたりします。**粘着性が高いため大腸の中を流れにくく**、さらに**動物性たんぱく質が悪玉菌のエサになる**ため、大腸が汚れます。

また、夜ふかしや寝不足、運動不足が多い生活も、自律神経を乱して免疫力を低下させ、腸に負担をかけます。

腸は異常があっても自覚症状が出にくいため、**症状が出たときには手遅れになりがち**です。普段の食生活や生活習慣を見直し、改善していくことが、病気の予防につながります。

# 食生活と生活習慣の見直しを

## 食生活の乱れ

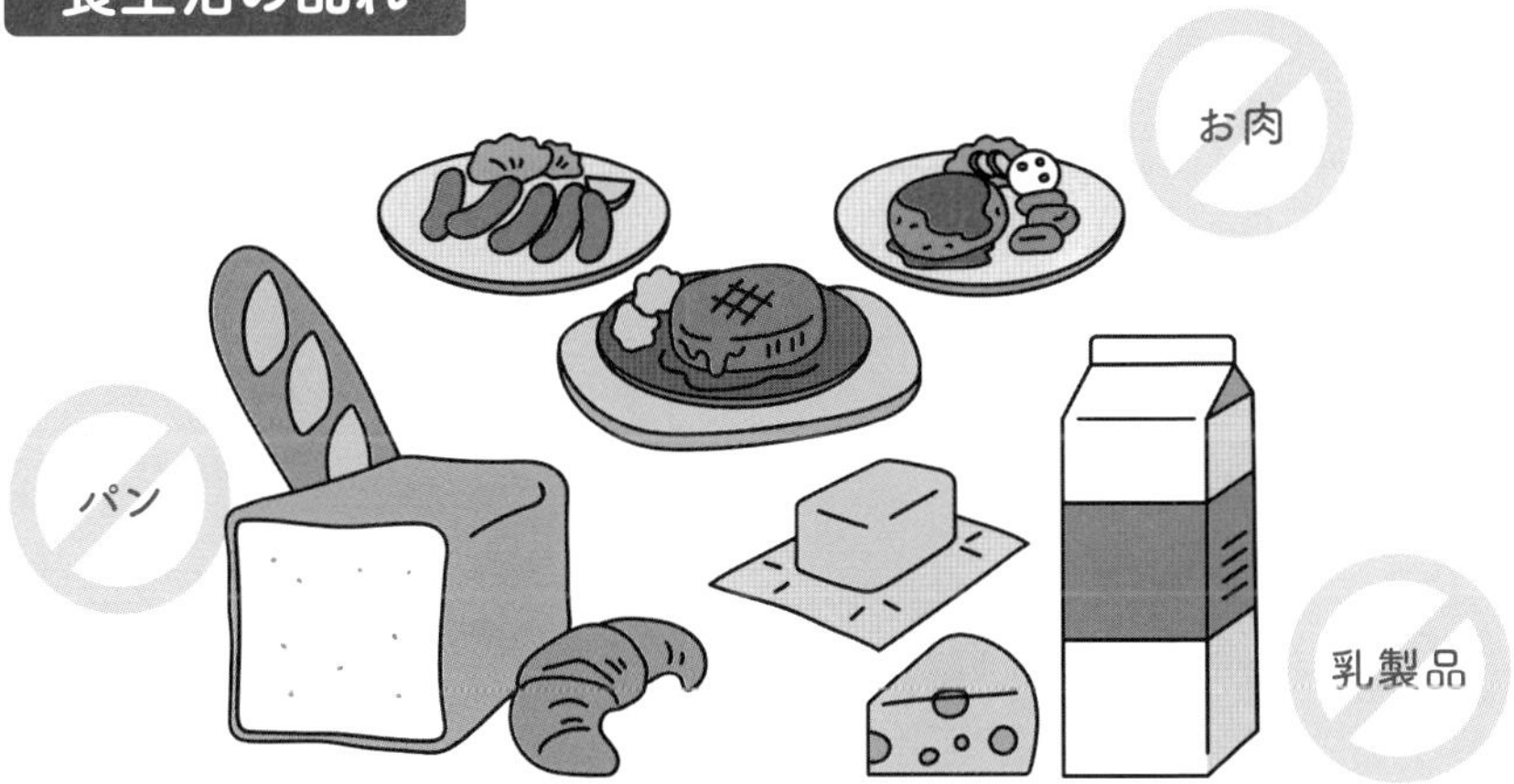


お肉や乳製品、パン中心の食生活は△
魚や野菜、ごはんなど色々な食材をバランスよく食べることが大切!

## よりよい生活に必要な３つの習慣化

健康を維持し、病気にかからないために心がけるべき生活習慣

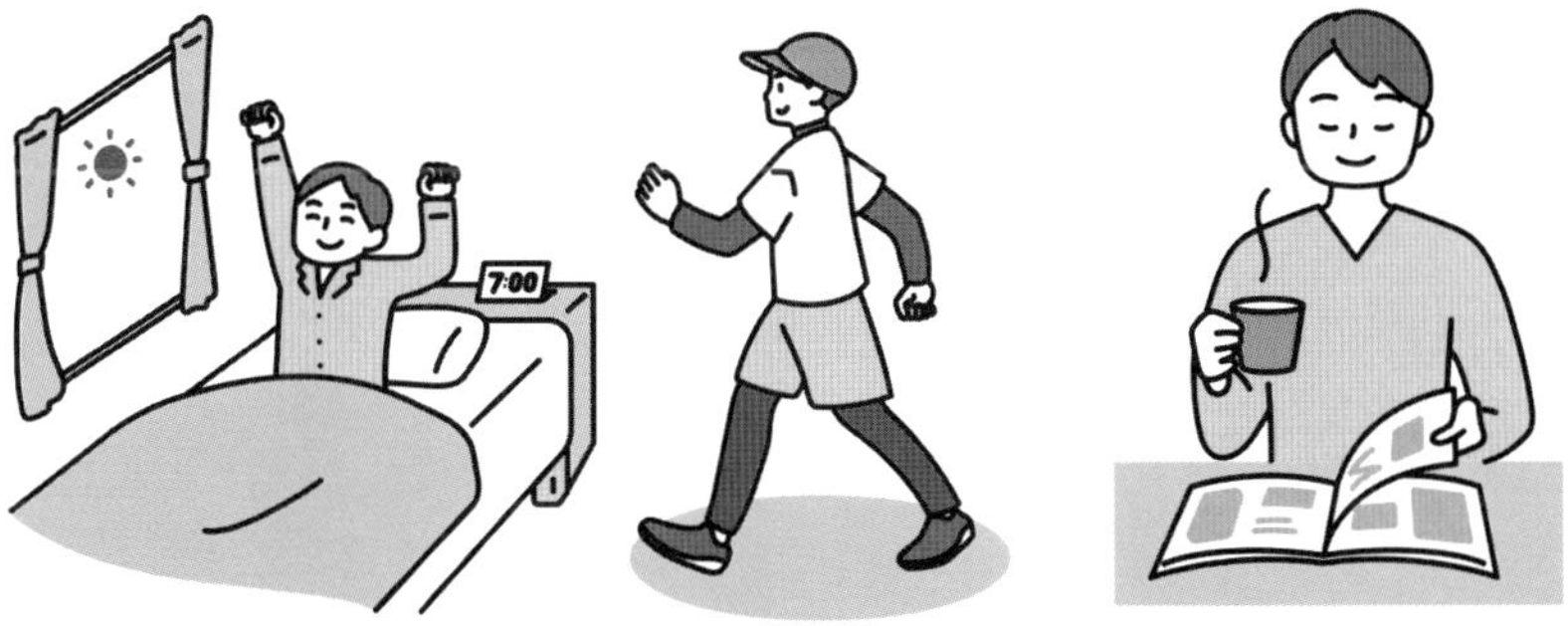


規則正しい生活を心がける

からだに無理のない負荷を毎日かける

過度なストレスをためない

## 辛いもの・熱いもの・脂肪の多いものはNG

# 胃腸に負担となる食べ物・飲み物

### 刺激の強い食べ物は炎症の原因に

体調が悪いときや胃腸を労りたいときは、負担の少ない食べ物・飲み物をとりたいもの。特別な食事を用意しなくても、普段食べているもの・飲んでいるものにちょっと気をつかうことで、体への刺激を減らすことができます。

**飲み物は、夏場は常温、冬場は少し温かいくらいで飲む**ようにします。特に下痢などで胃腸の働きが弱まっているときは、腸は水分を吸収しにくくなっていますから、積極的に水分をとりましょう。とはいえ一度にがぶ飲みしては逆効果、ゆっくり少しずつ飲むようにしてください。

食べ物も、**熱いものや辛いものは刺激が強い**ためなるべく避けます。特に逆流性食道炎や胃炎などがある場合、**刺激の強い食べ物は炎症を悪化させる恐れ**があります。また、食道・胃・小腸・大腸には熱を感じる神経がないため、熱いものをそのまま飲みこむと、気付かないうちに食道の粘膜がやけどをおう場合があります。やけどをした部分は治療のために細胞分裂を繰り返すため、がんが発生しやすくなってしまいます。

**脂っこいものも胃に負担がかかり**ます。これは脂肪を消化しようとして胃酸の分泌が増えるため。また脂肪を消化するためのホルモンの働きによって胃酸が食道へ逆流しやすくなるため、胸やけや炎症の原因になります。

## 刺激の少ない食べ物・飲み物で胃腸を労る

熱すぎたり冷たすぎたりする飲み物は、消化器官の粘膜に刺激を与えます。健康なときであれば問題はないのですが、胃腸が弱っているときには悪影響となるのでなるべく避けましょう。

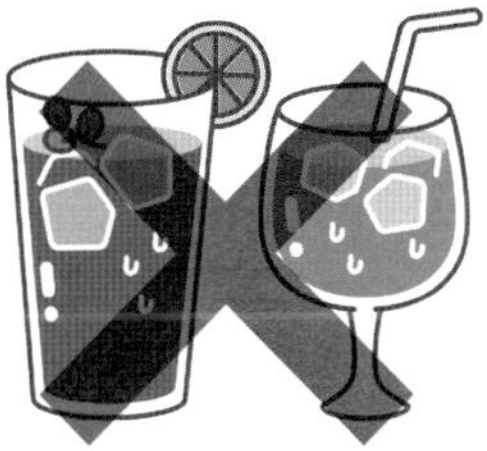

冷たすぎる飲み物

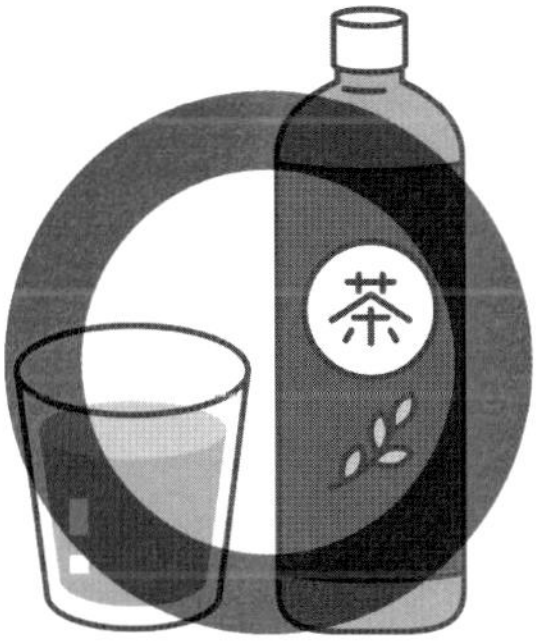

熱すぎる飲み物

常温か、ぬるく感じる
程度の飲み物を

### 胃腸が弱っているときは避けるべき食べ物

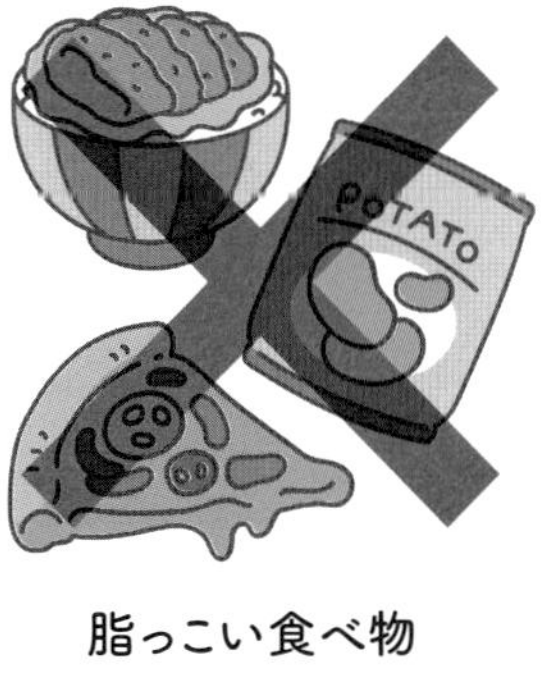


脂っこい食べ物

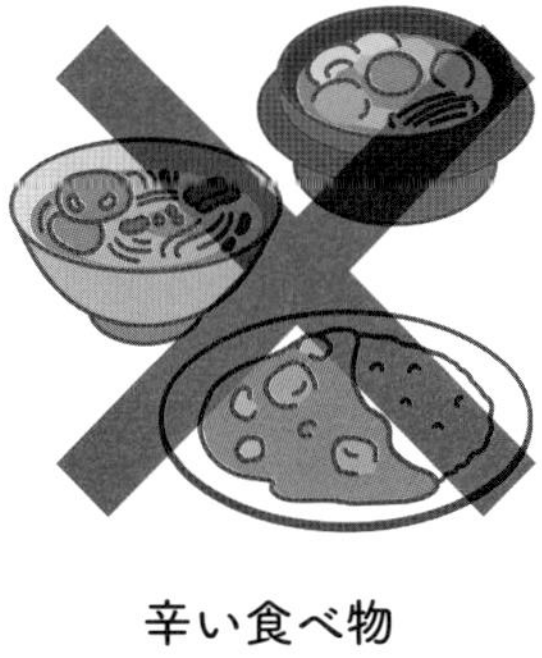

辛い食べ物

胃腸が弱くなっているときは、食べ物も熱すぎるものはなるべく避ける。また、辛いものや脂っこいものも刺激が強いため、体に負担をかけてしまう。

# カフェインへの耐性の強さは遺伝子次第
# 胃が不調なときはノンカフェインで

## 便秘・食道炎のときはコーヒーNG

「便秘のときにはコーヒーを飲む」という人がいます。ですが実は、便秘のときにコーヒーなどのカフェインの摂取はNG。**カフェインは尿の量を増やす作用**があり、それによって便の水分量が減る場合があるので、ますます**便秘がひどくなる**可能性があるのです。便秘のときには、水や白湯、ノンカフェインの飲み物をとりましょう。

便秘のときに限らず、**胃腸の調子がよくないときは、カフェインの摂取は控えるのがおすすめ**です。これは、**カフェインには胃の粘膜を刺激して、胃酸の分泌を増やす作用がある**ため。胃が疲れているときは胃の粘膜を傷つけてしまう場合があり、特に逆流性食道炎のある人は症状を引き起こしやすくなる恐れがあるので要注意です。カフェインだけでなく、コーヒーの苦み成分であるポリフェノール・クロロゲン酸にも同じ効果があります。

ただし**カフェインが及ぼす影響には個人差があり**、少量ですぐに胃が荒れるという人もいれば、たくさん飲んでも平気という人もいます。これは遺伝子による違い。欧米人にはカフェインに強い遺伝子を持つ人が多く、日本人は半数ほどがカフェインが苦手な遺伝子を持つといわれています。

# 胃不調のときに避けるべきカフェイン飲料

## カフェインを含む飲料

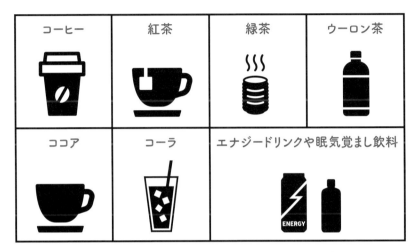

| | | | |
|---|---|---|---|
| コーヒー<br>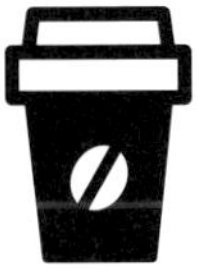 | 紅茶<br>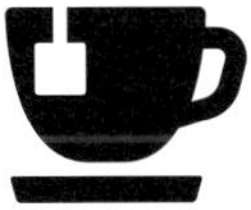 | 緑茶<br> | ウーロン茶<br> |
| ココア<br>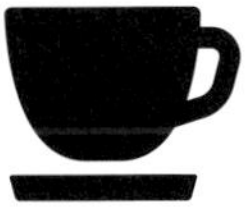 | コーラ<br>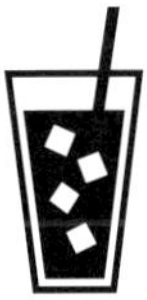 | エナジードリンクや眠気覚まし飲料<br>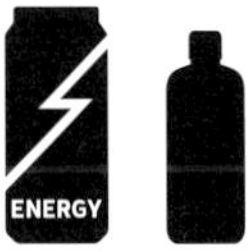 | |

胃の調子が悪いときは避けたほうが◎

## カフェインが少ない飲料

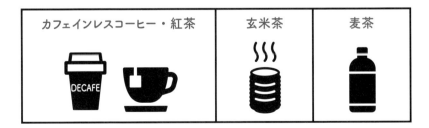

| | | |
|---|---|---|
| カフェインレスコーヒー・紅茶<br>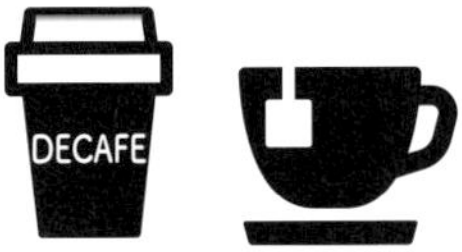 | 玄米茶<br> | 麦茶<br> |

ベストは水か白湯！
寝る前なら
ホットミルクもおすすめ

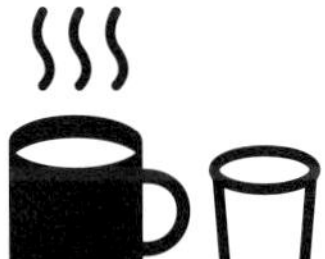

## 2人に1人以上が強いストレスを抱えている
# ストレスフリーの生活で胃腸を守る！

## ストレス自体が病気を招くことも

厚生労働省が行った令和3年労働安全衛生調査によると、仕事や職業生活に関して「強いストレスとなっていると感じる事柄がある」と答えた人の割合は、53・3％という結果でした。つまり現代社会においては、実に**半数以上の人が仕事に強いストレスを感じている**のです。

これらの**ストレスは自律神経が乱れる要因**となります。自律神経は交感神経と副交感神経が交互に入れかわることによってバランスをとりますが、ストレスを感じているときは体を活発にさせる交感神経が優位になっています。ストレスは仕事や職業生活に関するものばかりではなく、生活環境の変化によるものもあります。過度なストレスを長期間ためこんでしまうと、**交感神経が優位なままになり胃腸が強張ったような状態**となって、さまざまな不調を引き起こすのです。

ストレスによる不調は自律神経やホルモンの乱れが原因となるものだけでなく、**既存の病気が悪化する場合や、ストレス自体が病気の原因となる場合**もあります。心のもちようが体の症状に影響するさまざまな病気を総じて、心身症と呼びます。中でも、症状の原因となる異常がないのに胃もたれなどの不快症状が現れる状態を、機能性ディスペプシアといいます。

# 「病は気から」は本当？

ストレスが体の不調の原因になるということは、逆をいえば、ストレスを減らせば体への負担も減るということ。起こった事象に対して思い悩むより、楽観的に捉えて心身のリラックスを心がけていくことで、体への影響は変えられるのです。

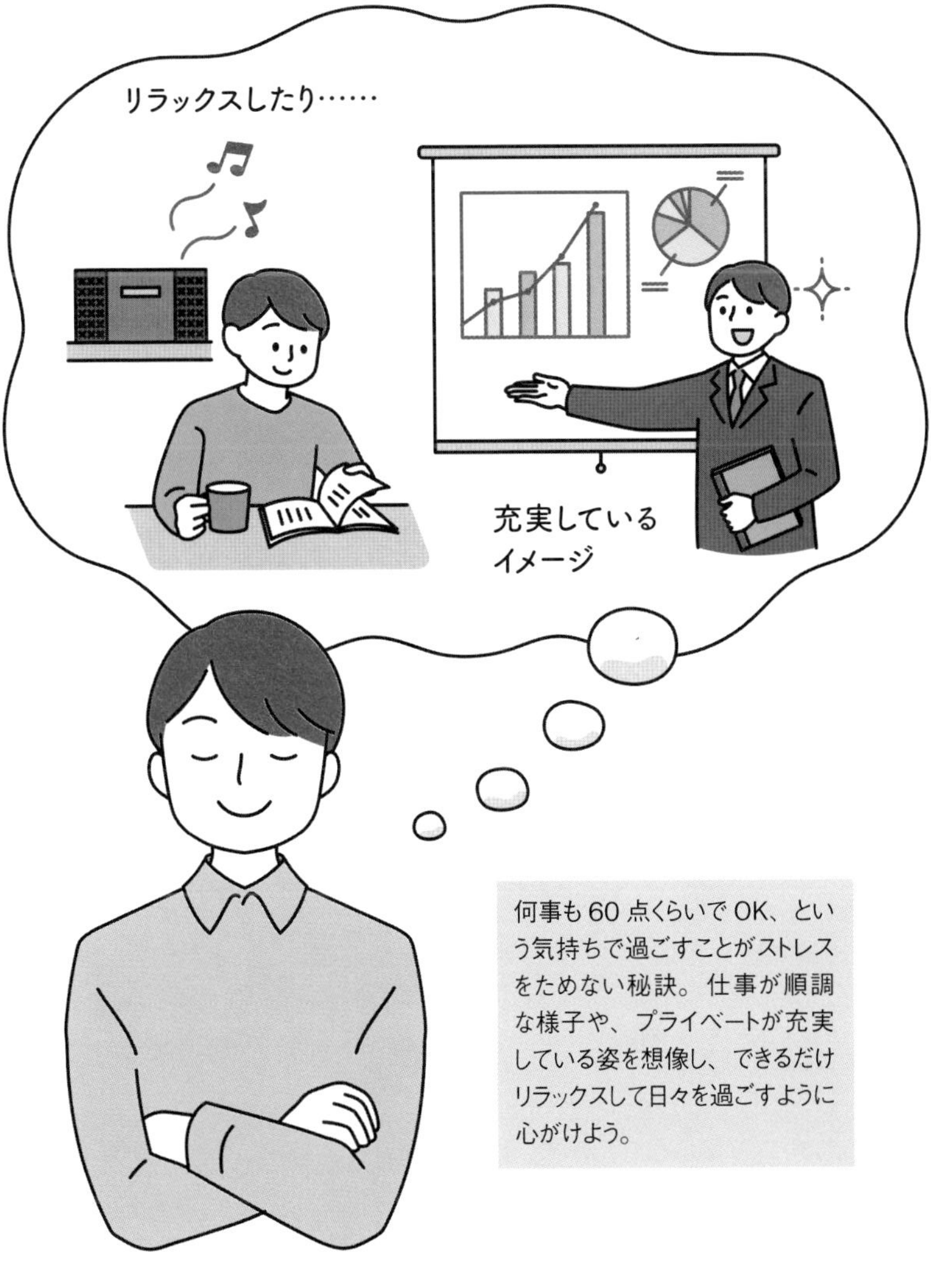


何事も60点くらいでOK、という気持ちで過ごすことがストレスをためない秘訣。仕事が順調な様子や、プライベートが充実している姿を想像し、できるだけリラックスして日々を過ごすように心がけよう。

## 普段の姿勢が肥満や生活習慣病の原因に!?

# 猫背・前かがみの姿勢は胃腸を圧迫する

### 座りっぱなしは特に要注意

日常の動作が気付かないうちに胃腸に負担をかけている場合があります。それは、**猫背や前かがみの姿勢**。おなかに圧力がかかり、胃腸を圧迫してしまいます。特に胃は体のほぼ中心にあるため、日常動作の影響を受けやすいのです。

姿勢の悪さによっておなかが圧迫される状態が続くと、胃の内部の圧力が高まります。横隔膜の働きも悪くなるため、胃と食道のあいだにある筋肉・下部食道括約筋がゆるみます。すると胃から食道へと胃酸が逆流しやすくなり、**胸やけや逆流性食道炎などの炎症を起こしやすくなります**。同時に、**胃の不調や胃疲労も引き起こします**。消化機能の働きが低下すれば体のエネルギー代謝が悪くなりますから、**肥満や生活習慣病の原因にもなって**しまいます。

猫背の姿勢のまま、デスクワークなどで**座りっぱなしになることが多いという人は**、さらに要注意。小腸を殺菌する働きのある胆汁の流れが悪くなるため、腸内で細菌が繁殖しやすくなります。そうすると有害物質も増えやすくなるため、**大腸がんの発生リスクが高まり**ます。

猫背は日常動作に意識を向けたり、軽い筋トレを取り入れたりすることで改善できます。座りっぱなしのときも、1時間に一度は立ち上がって体を動かすようにしましょう。

## 猫背を改善して胃腸を健康に

**立ち姿勢 NG**

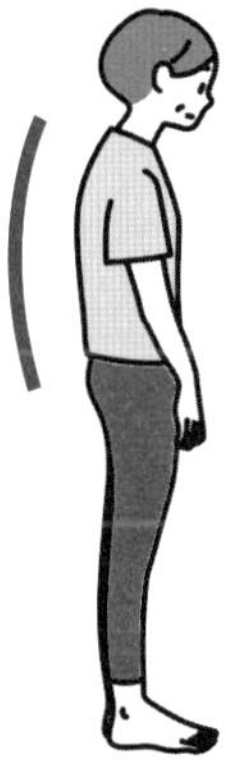

背中が丸まって
前かがみになり、
頭が前に出ている

**立ち姿勢 OK**

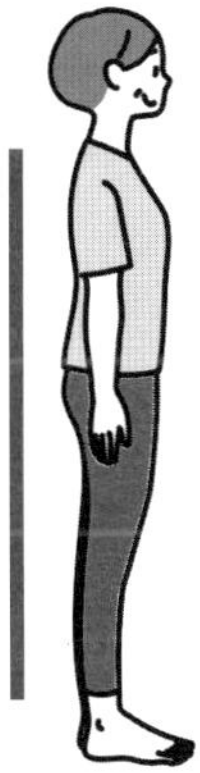

背中が伸び、
頭が背筋のまっすぐ
上に来る

**座り姿勢NG**

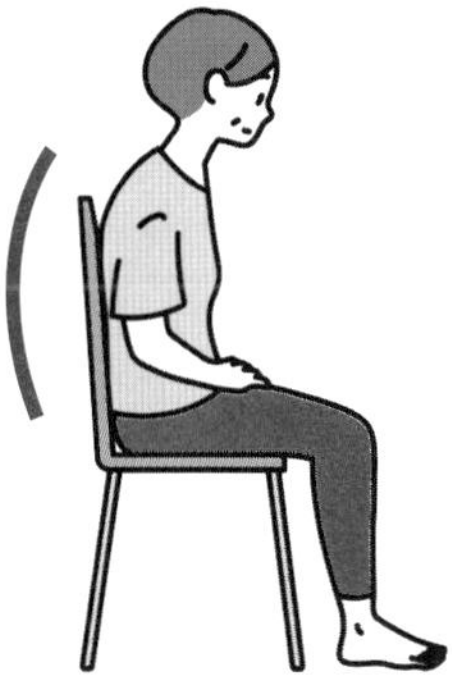

背中が丸まって
前かがみになり、
うつむき加減になる

**座り姿勢OK**

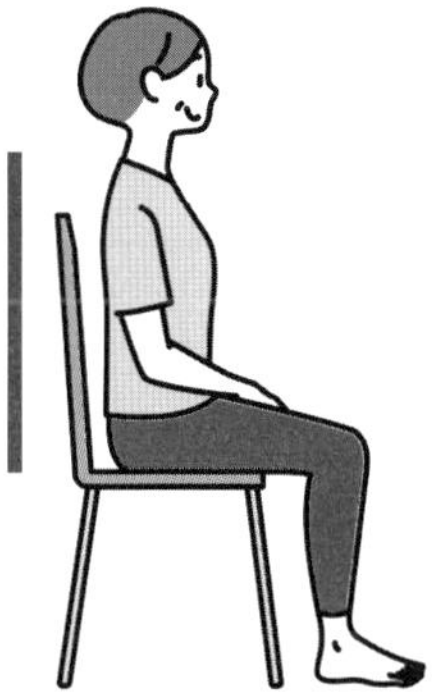

姿勢がまっすぐになり、
視線がまっすぐ前へ
向いている

## 太りやすい・やせにくいのは腸が原因？

# 体形を整える近道は腸活にあり

### 腸を整えて肥満を予防する！

「ダイエットを頑張っているけど、なかなかやせない……」「太りやすい体質だから……」なんて話をよく聞きます。これらは個人差があり、普段の食べ物や日々の運動量などに左右されますが、実は腸内の環境にも大きく左右されるのです。特に、**ほかの人と同じように生活しているのに太りやすい・やせにくいという人は、腸を整えると大きな効果がある**場合があります。

**太りやすい人は、知らないうちに腸の中に炎症が起きている**可能性があります。腸に炎症が起きると、たんぱく質が吸収されにくくなるのです。そうすると体はエネルギーを得るために、炭水化物と脂質をよりたくさん吸収しようとするため、太りやすい体になってしまいます。

**やせにくい人は、副腎疲労などにより、ストレスホルモンと呼ばれるコルチゾールの分泌が慢性的に**なっている可能性があります。その状態が続くと腸内環境が悪くなり、体はストレスに備えてエネルギーをためこもうとします。そのため体は代謝が落ち、やせにくくなるのです。

そのほか左ページのように、腸内細菌やホルモンが影響している場合もあります。どれも腸内環境を見直していくことで、自然と改善されます。**腸を整えることで肥満を改善・予防し、代謝がよく太りにくい体が作れる**のです。

# 太りやすい・やせにくいのは腸内環境のせい？

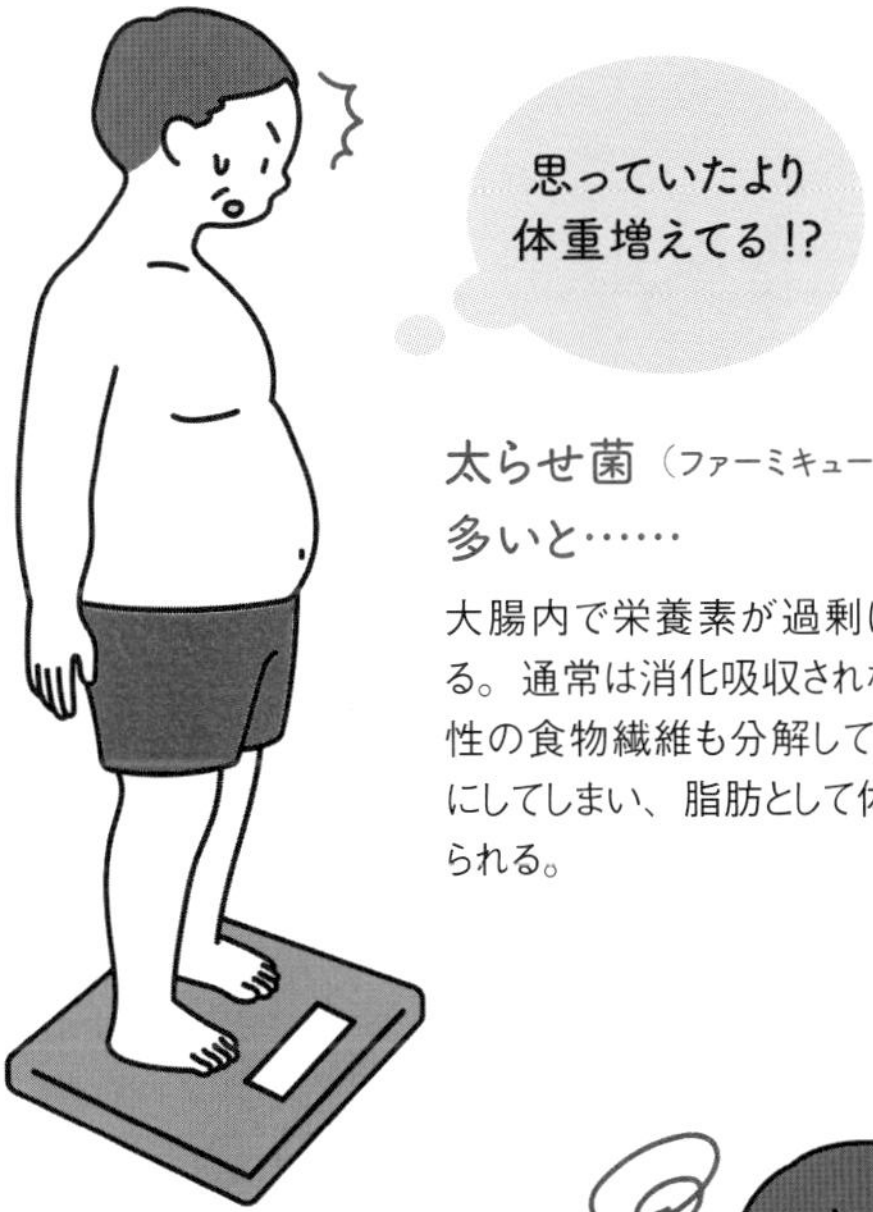
思っていたより
体重増えてる!?

**太らせ菌（ファーミキューテス）が多いと……**

大腸内で栄養素が過剰に吸収される。通常は消化吸収されない難吸収性の食物繊維も分解してエネルギーにしてしまい、脂肪として体にたくわえられる。

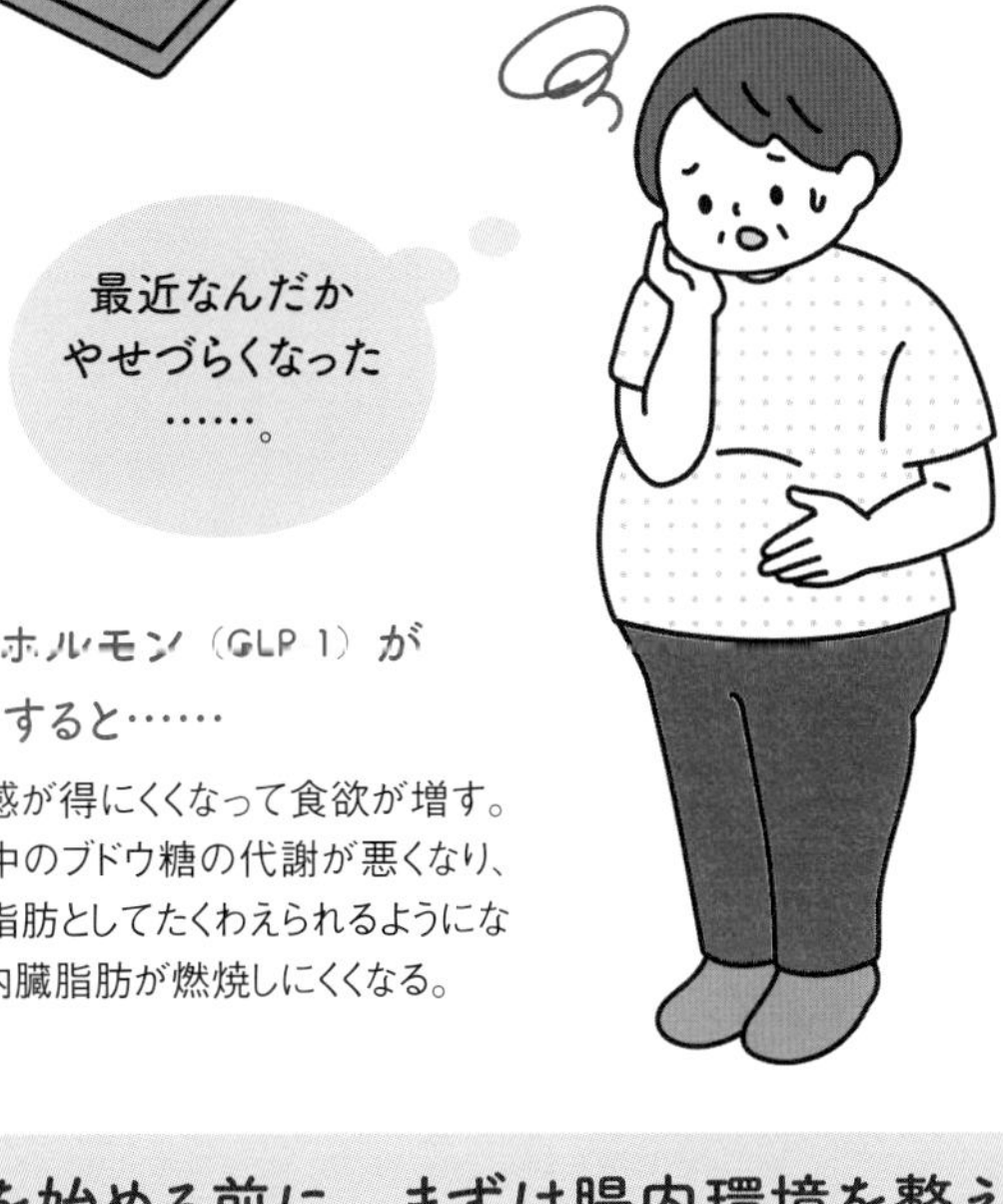
最近なんだか
やせづらくなった
……。

**やせホルモン（GLP 1）が減少すると……**

満腹感が得にくくなって食欲が増す。血液中のブドウ糖の代謝が悪くなり、中性脂肪としてたくわえられるようになる。内臓脂肪が燃焼しにくくなる。

**ダイエットを始める前に、まずは腸内環境を整えよう！**

運動不足は大腸がんの原因になる

# 胃腸の調子を整える有酸素運動

## 毎日の運動で健康を手に入れる

胃腸の調子を整えるためにおすすめしたいのが、**ウォーキングやヨガなどの有酸素運動**です。一般的に胃腸に不調を抱えがちな人は、自律神経が緊張状態になりやすい傾向があるため、副交感神経が優位になる有酸素運動を意識して取り入れることで、**自律神経のバランスが整いやすくなる**のです。また、運動すると血流がよくなり、腸の働きも活発になります。そうすると便通がよくなり、腸が有害物質に触れる時間が短くなるため、**腸内環境が改善**されます。

逆に運動量が不足すると、健康にさまざまな悪影響がでます。**運動不足は肥満の大きな要因**となり、いろいろな生活習慣病や多くの疾患の原因となってしまいます。消化管のがんの発生にも関わり、特に**大腸がんはほかの部位にできるがんに比べて運動不足による影響が大きい**といわれています。今は肥満ではないという人も、若い頃に肥満だった場合や脂肪分の多い食事をしていた場合、後になってがんの発症に関わることもあります。さらに運動不足により体力が落ちれば、**体の老化を早めて**しまいます。

運動は、毎日継続的に行うようにするとより効果的です。リラックスして心地よく行える程度の軽い運動を、まずは1日30分ほどを目安に、日常生活に取り入れてみてください。

# 有酸素運動で胃腸を強くする

有酸素運動とは……

有酸素運動とは、酸素を使って筋肉を動かす運動のこと。心地よく感じ、無理なく長い時間やり続けられるくらいの、軽～中くらいの負荷で行います。

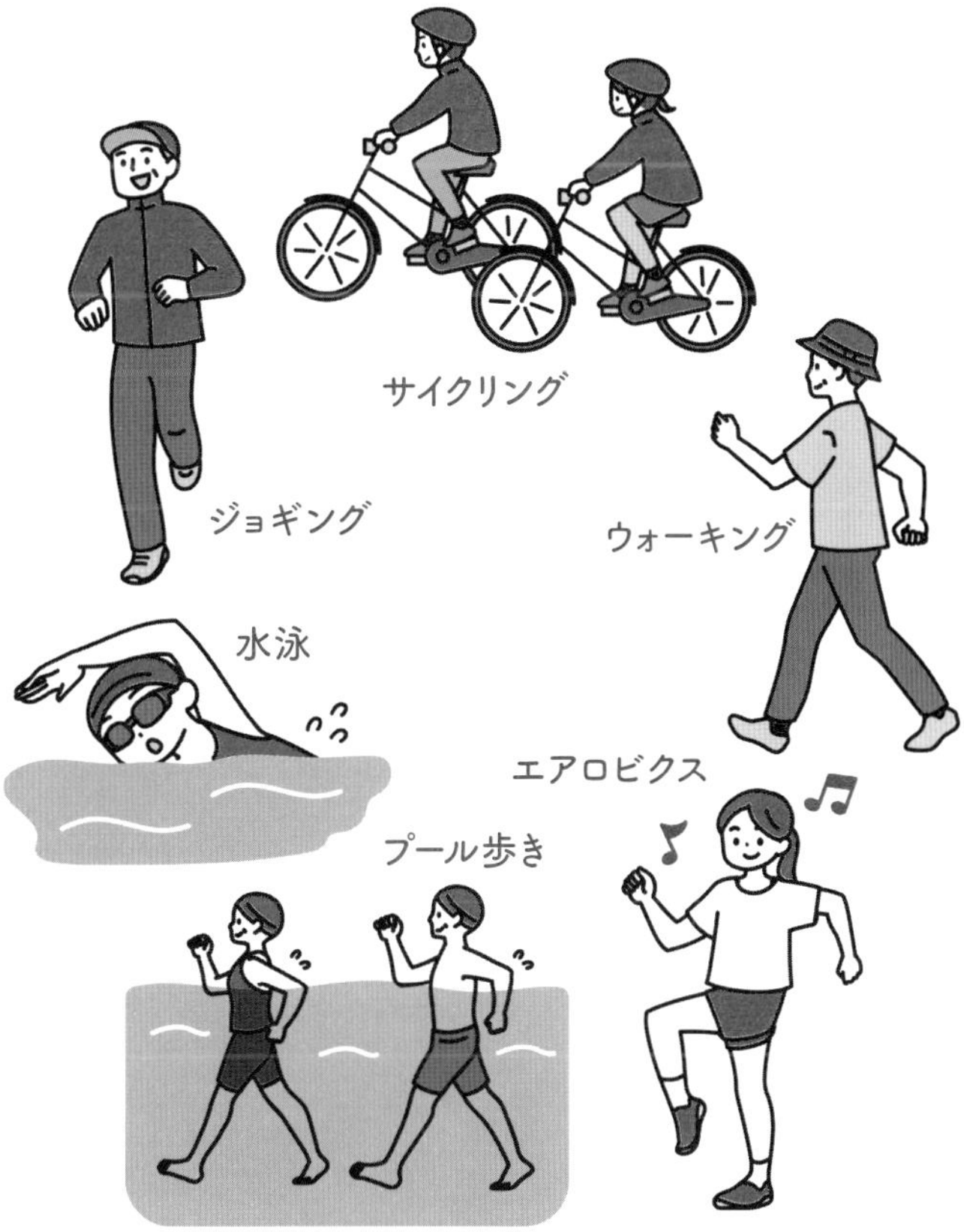
サイクリング
ジョギング
ウォーキング
水泳
エアロビクス
プール歩き

リラックスして楽しく取り組めるこれらの運動が有酸素運動の具体例。胃腸を強くするために、これらをうまく組み合わせて１日合計 30 分以上の運動習慣をつくろう。

**１日合計 30 分以上が理想！**

たった30秒でリラックス&疲労回復！

# 筋弛緩法やストレッチで胃腸を鍛える

## 簡単な運動で大腸がんも予防

1日に30分程度の有酸素運動が胃腸の調子を整え病気の予防にもなることは60ページで述べましたが、簡単なストレッチや筋トレでも胃腸によい効果があります。ストレッチは胃腸に刺激を与えるため腸の働きを促進させ、筋トレで腹筋を鍛えられれば便秘の改善につながります。自律神経を整えるにも効果的です。

おすすめの方法は、**筋弛緩法**《きんしかんほう》。約100年前にアメリカの精神科医エドモンド・ジェイコブソンが提唱したリラクゼーション方法です。時間や場所を選ばず、道具もいらず、ほんの30秒あれば誰でも気軽に行えます。やり方は、体のほぐしたい部位に10秒間力をいれ、20秒間力を抜くだけ。部位ごとのコツは左ページを参考にしてください。たったこれだけの簡単な動作で、**自律神経の働きを整えて心身の緊張をとく効果があり、リラックスと疲労回復に役立ち**ます。寝る前や起きてすぐのベッドの中、慣れてきたら電車の中や仕事中のちょっとした空き時間にも、ぜひ試してみてください。

このほかに、**おなかを左右にひねるストレッチやスクワットなども腸を刺激する効果が**あります。**筋肉を動かすと分泌されるマイオカインというホルモンは、大腸がんの予防効果がある**といわれるため、一石二鳥です。

# どこでもリラックス！ 筋弛緩法

筋弛緩法は、誰でも簡単に体の緊張をほぐせるリラクゼーション方法。体の部位ごとに10 秒間力を入れて 20 秒間脱力させ、体内に血が巡る感覚をゆったりと感じます。

**①力を入れる（10 秒間）** ➡ **②脱力（20 秒間）**

| | |
|---|---|
| 顔 | 目を閉じて、口をすぼめて奥歯を噛み、あごや頬など顔全体に力をこめる |
| 首 | 顔ごと右側を向くように首をひねり、力をこめる<br>左側も同じように繰り返す |
| 肩 | 首を縮めるようにしながら両肩を上にあげ、力をこめる |
| 背中 | 軽く握ったこぶしを肩の近くへ寄せるようにして腕を曲げ、腕を外に広げて、背中の中心へ肩甲骨を寄せるように力をこめる |
| 上腕 | 背中のときと同じように、軽く握ったこぶしを肩へ近づけるようにして腕を曲げ、腕全体に力をこめる |
| 手 | 両腕を自然に伸ばし、親指を中に入れて手を握り、力をこめる |
| 腹部 | おなかに軽く手を当て、手を押し返すように力をこめる |
| 脚の表側 | 椅子に座って前方へ足を伸ばし、つま先がまっすぐ上を向くようにして、脚の表側の部分に力をこめる |
| 脚の裏側 | 椅子に座り、前方へ向けて足をつま先までまっすぐ伸ばし、脚の裏側の部分に力をこめる |
| 全身 | 上記の９ヵ所へ一度に力を入れる（同時に力を入れる場合、脚の表側と裏側は、つま先が上と前のどちらを向いていても OK） |

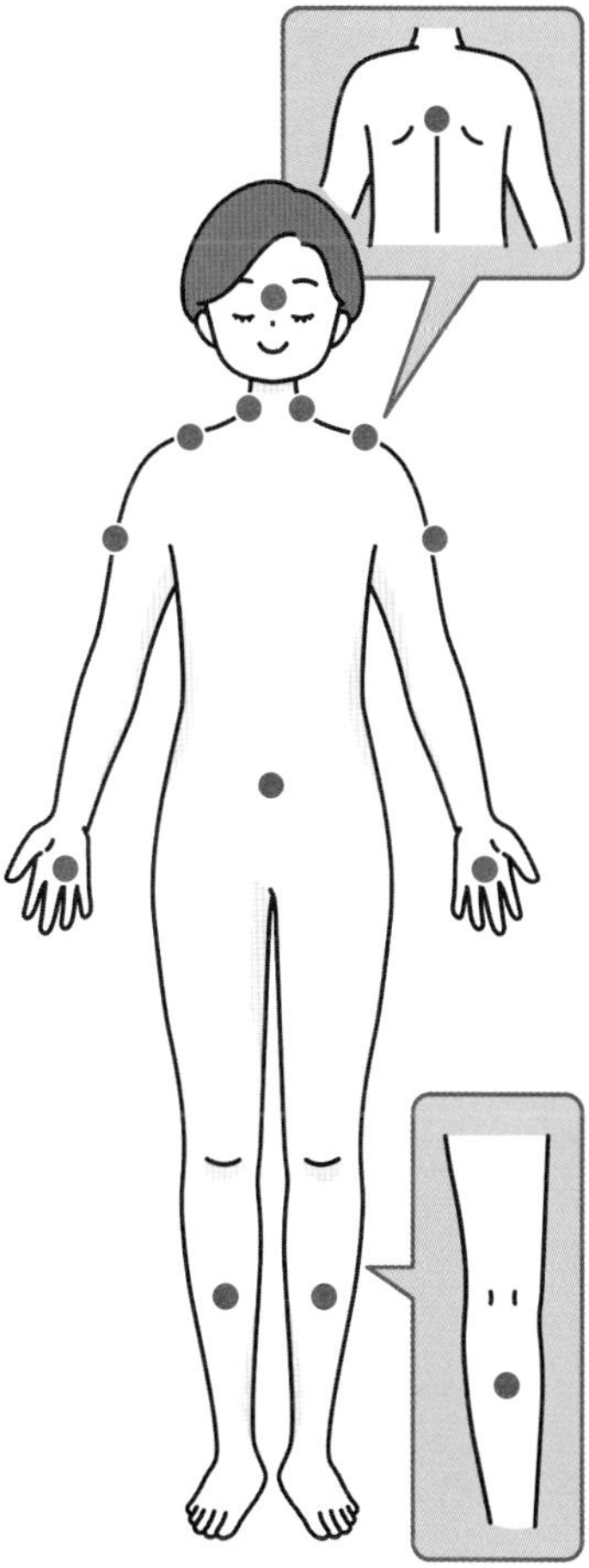

## 自律神経を整えて便秘や胃不調も改善

# ヨガでリラックスしながら胃腸ケア

### 簡単なヨガポーズで胃腸を活性化

深く呼吸しながらゆっくりと動くヨガは、自律神経を整える効果があります。そのため、ヨガを行うと自然と腸の働きも整ってきます。さらにいくつかのポーズには胃の不調を労ったり蠕動運動を促したりする効果があることも、さまざまな研究報告で知られています。**ヨガは、胃腸ケアにぴったりの運動**なのです。

初心者でも生活に取り入れやすい、簡単に実践できるヨガのポーズをいくつか紹介します。コブラのポーズは腰痛や便秘の改善に効果的です。魚のポーズは内臓の働きを高め、姿勢改善にもなります。ワニのポーズは血液やリンパの流れをよくし、便秘の解消も期待できます。猫のポーズは胃を労って姿勢もよくなり、ねじりのポーズは腸をしっかり刺激できます。ただしどのポーズも無理は禁物。**呼吸と体の動きを連動させることを意識して、リラックスして行う**ことが大切です。

**深呼吸をするだけでも、自律神経が整い、胃不調の改善につながり**ます。これは肺を動かす筋肉である横隔膜が強くなることで、下部食道括約筋や胃への負担を減らせるためです。息を吸うとおなかが膨らむ腹式呼吸と、息を吸うと肋骨が広がる胸式呼吸を、ゆっくりと繰り返すだけ。呼吸に意識を向けるのがポイントです。

# 胃腸の働きを促進するヨガ

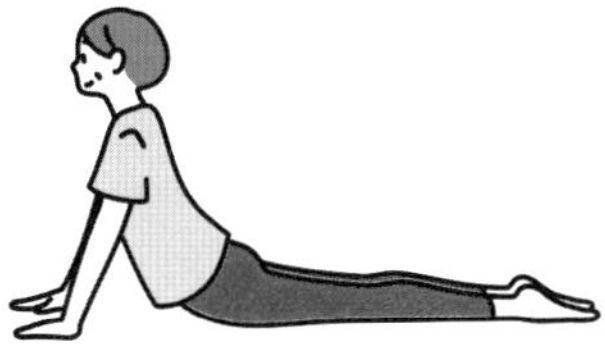

## コブラのポーズ

うつ伏せになり、足を腰の幅に開く。両腕を胸の横の床につく。息を吸いながら、両手で床を押すようにして上半身を持ち上げる。胸を天井へ向けるように伸ばし、斜め上を見る。呼吸を整えながら、約 30 秒キープする。

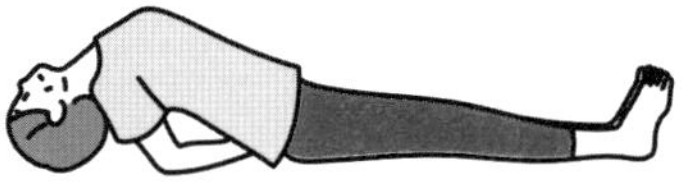

## 魚のポーズ

あおむけに寝て、足をそろえて伸ばす。両手のてのひらを下にしておしりの下にいれ、両腕を近づけて、息を吸いながら胸を高く持ち上げる。頭頂部を床につける（つかない場合はできる範囲でOK）。ゆっくり 3 ～ 5 回呼吸する。

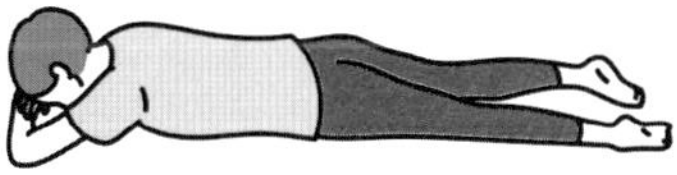

## ワニのポーズ

うつ伏せになり、足を軽く開いて脱力する。てのひらを下に向けて両手を重ね、その上に額を乗せて瞼を閉じる。顔は横向きにしてもよい。そのまま 5 分ほど自然な呼吸を続ける。

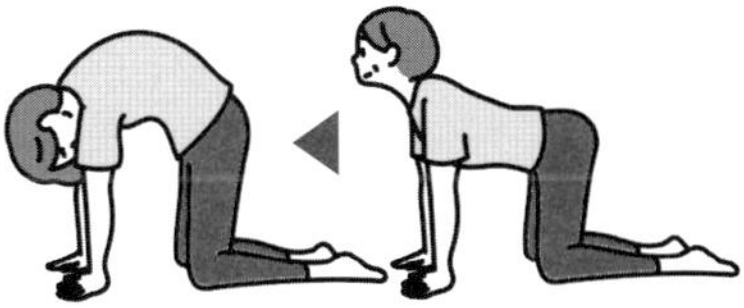

## 猫のポーズ

四つんばいになり、両手を肩幅に開く。息を吐きながら背中を丸め、おなかを見ながら約 30 秒キープ。次は息を吸いながら背中を反らせ、正面を見ながら約 30 秒キープ。呼吸に合わせて何度か繰り返す。

## ねじりのポーズ

あおむけに寝て、てのひらを下にして両手を横に伸ばす。左ひざを立てて、左足を右ひざの上に乗せる。その形のまま骨盤から腰をひねって左足を右床へ倒し、顔は左へ向けて、5 呼吸ほどキープ。右足でも行う。

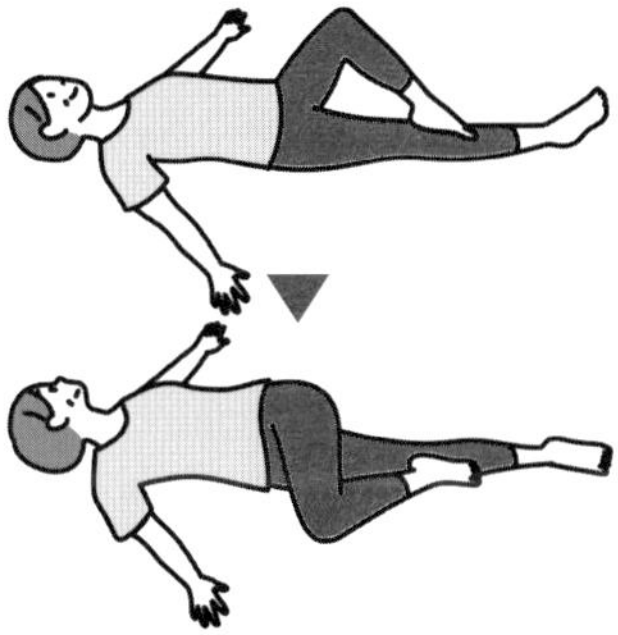

セルフメンテナンスで便秘を改善！

# 胃腸を労るツボ押しやマッサージ

## 誰でもすぐに試せる胃腸ケア

怪我や病気などで運動やストレッチを行うのが難しいときや、便秘中などになるべく急いで効果を実感したいときには、ツボ押しやマッサージを試してみるといいでしょう。どちらも簡単なものなら自分ですぐに始められます。

ツボとは正しくは「経穴」といい、東洋医学で体内の「気」の流れを整えるためのポイントとなる場所のことです。ＷＨＯ（世界保健機関）で認められているツボは全身で３６１穴ありますが、まずは胃の調子を整えるツボの中から代表的なものを３つ紹介します。３つとも、**胃もたれや胃痛、消化不良などに効果がある**とされています。**ツボを押すときは、イタ気持ちいいと感じるくらいを目安に、ゆっくりと10～20秒くらいずつ押すのを3～5セット**繰り返してみてください。押すだけではなく、さすったり温めたりしても効果があります。

マッサージは腸管をおなかの外側から直接刺激するため、**腸の動きを活発にし、血液の巡りを改善**してくれます。特に**「の」の字マッサージは便秘への即効性も期待**できるので、ぜひ試してみてください。腸管神経系へも刺激を与えるため、自律神経を整える効果もあります。ツボ押しと組み合わせて実践すれば、さらに胃腸を労ることができます。

# ツボ押し・マッサージで胃腸を整えよう

## 胃の調子を整えるツボ

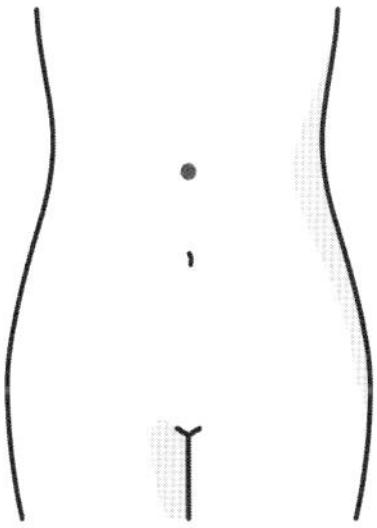

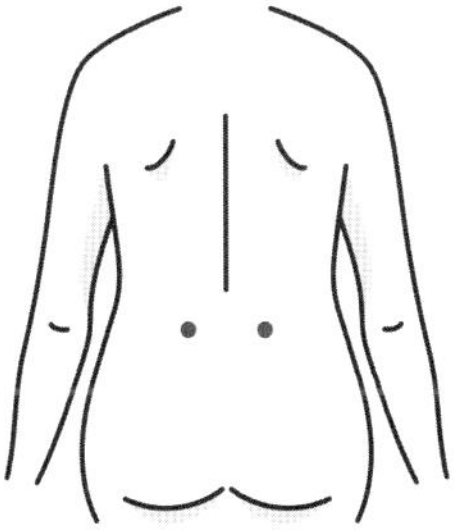

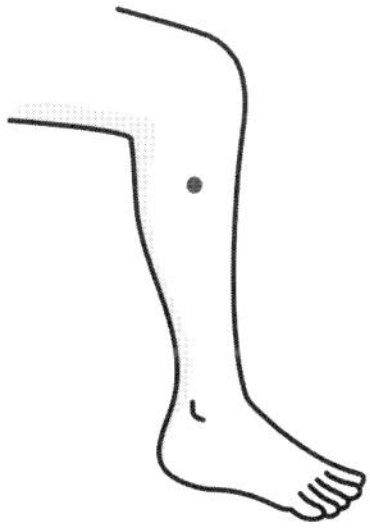

### 中脘《ちゅうかん》

おなかにあるツボ。へそとみぞおちを縦に結んだ中間あたり。へそから指４本分ほど上の部分。

### 胃兪《いゆ》

背中にあるツボ。両手を下ろしたときの肘の高さと背骨の交点から、親指２本分ほど外側。左右にある。

### 足三里

足にあるツボ。膝のお皿の外側のくぼみから、指４本分ほど下の部分。両足にある。

## 腸に刺激を与えるマッサージ

おなかに手を当て、大きく「の」の字を書くように時計回りに動かす。大腸の形にそって、右下からへその上を通ってへその下まで。強く押さず、やさしい力で行う。

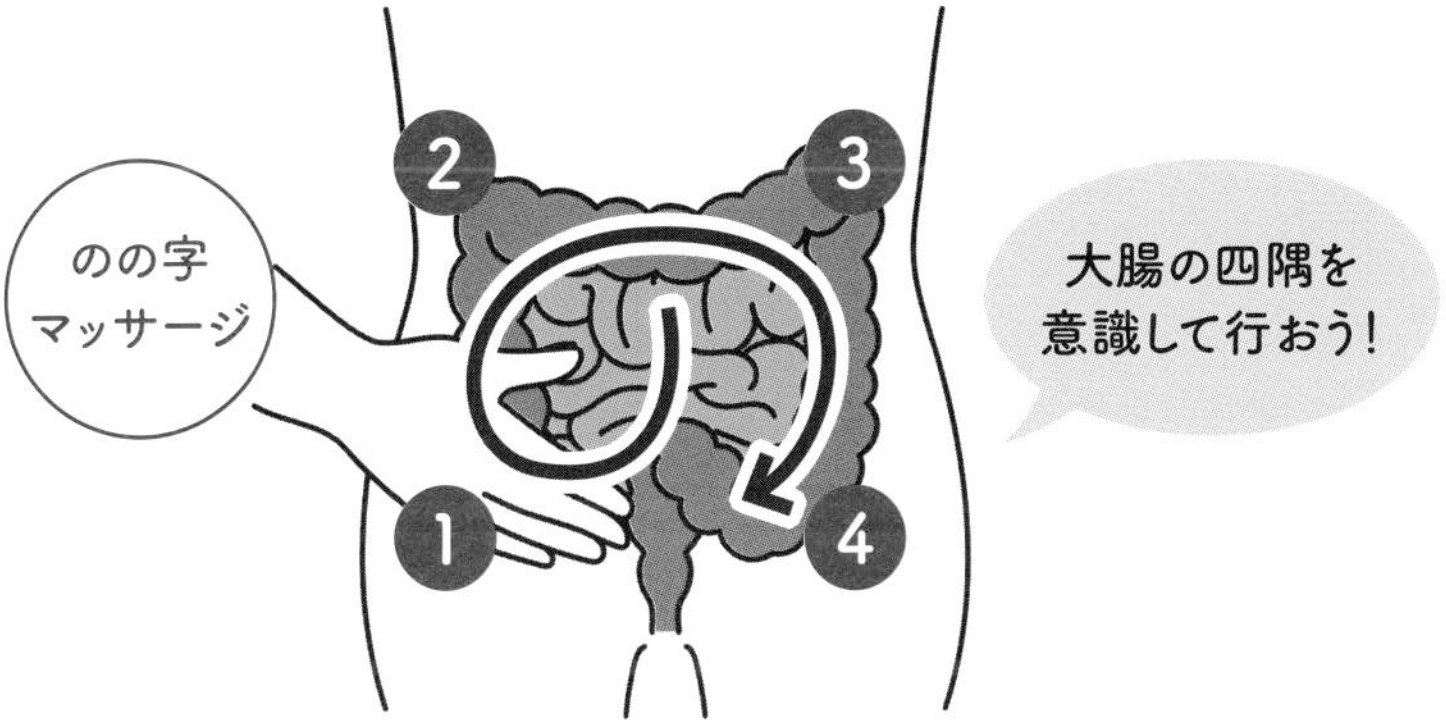

たばこの害は呼吸器系だけじゃない

# 喫煙は胃に悪影響、胃がんの原因にも

## 禁煙すると胃不調が改善！

大阪市立大学の研究チームによる、禁煙治療と逆流性食道炎の関係を調べた研究結果があります。それによると、禁煙治療に成功した人は逆流性食道炎の症状が約43％改善。一度12週間の禁煙に成功しその後禁煙に失敗した人も、約18％改善したそうです。このことからも、**喫煙は胃に悪影響をもたらし、禁煙はその治療になる**ということがわかります。

　**たばこの煙には、200種類以上もの有害物質が含まれて**います。この有害物質は発がん性のあるものも含んでおり、喫煙すると肺から血管へとりこまれて全身を巡ります。また、**たばこの煙に含まれるニコチンには血管を収縮させて血液の流れを悪くする**作用があり、その効果は1本吸うだけですぐに血圧が約20も上昇してしまうほど。つまり、有害物質が全身に巡るうえに血行が悪くなるので、**胃の粘膜が荒れ、全身の消化の機能が大きく低下**します。

　さらに喫煙者はたばこを吸わない人に比べて、胃酸や唾液の分泌量が多く、食道と胃の境目の筋肉である下部食道括約筋がゆるみやすいことがわかっています。これにより、**胃酸が逆流しやすくなり、胸やけや炎症をおこしやすく**なります。さらには**胃がんや食道がんの原因に**もなります。

# 喫煙によって増える病気のリスク

たばこの煙には発がん性物質などの有害物質が 200 種類以上含まれており、血管に入って全身を巡ります。そのため空気の通る気道だけでなく、煙が直接触れない臓器にもがんなどの疾患が発生しやすくなります。

## 発生リスクがアップする主な病気

| | | |
|---|---|---|
| 喉頭がん<br>有害物質がのどの粘膜を傷つける | 胃がん<br>ピロリ菌の害が出やすくなる | 食道がん<br>煙が気道から流れ有害物質と接触 |
| 肺がん<br>肺細胞の遺伝子に傷がつく | 膀胱がん<br>尿に混じった有害物質と長時間接触 | 胃潰瘍<br>胃酸分泌が増えて胃粘膜が荒れる |
| 慢性閉塞性肺疾患<br>（肺気腫・慢性気管支炎） | 虚血性心疾患<br>（狭心症・心筋梗塞） | 睡眠呼吸障害 |

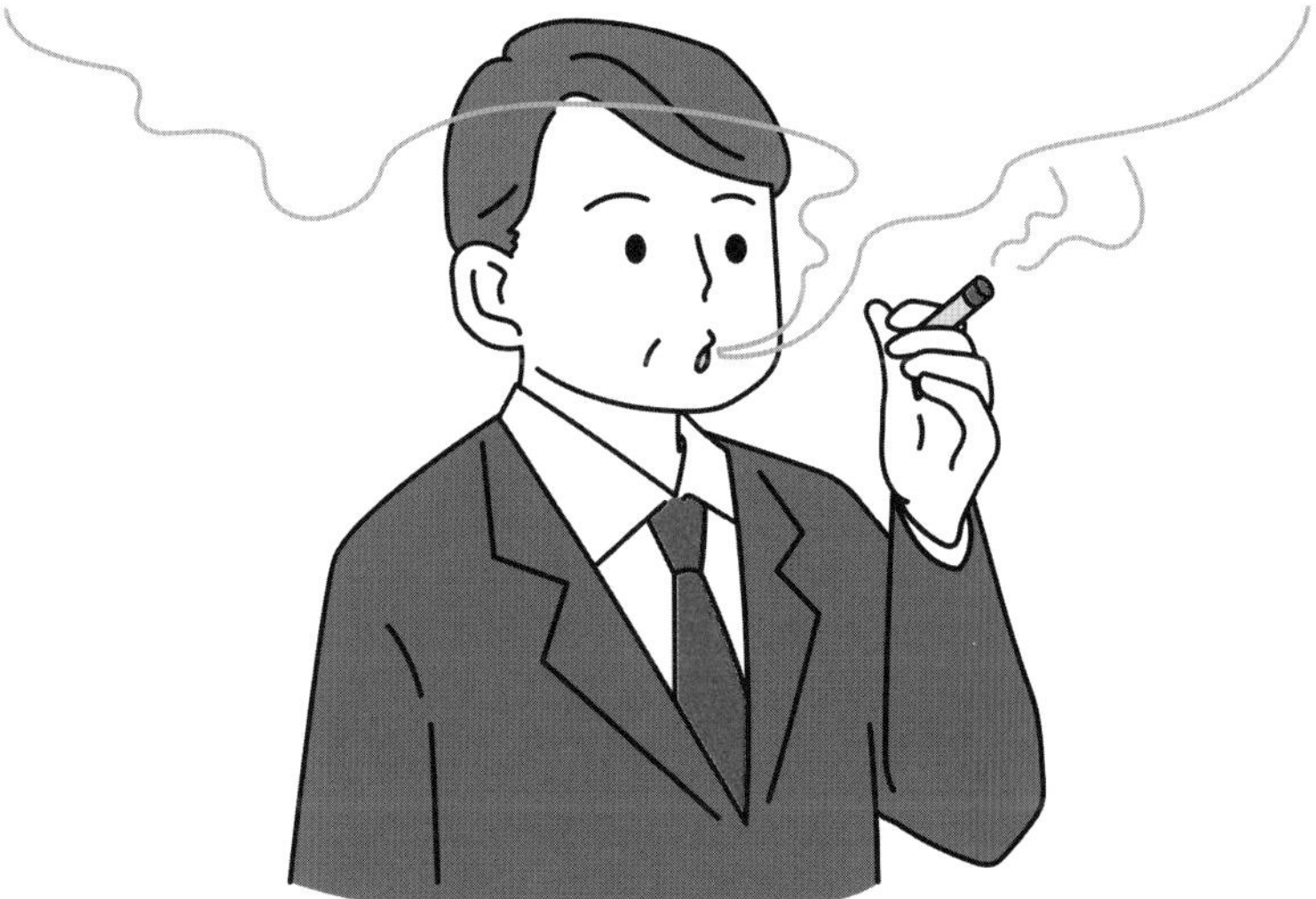

## 薬の使いすぎはかえって体を悪くする!?

# 市販薬の飲みすぎ・使いすぎにご用心

### 体には自己治癒力が備わっている

世界的に見て、日本人は薬を多用しがちといわれています。ちょっとした体調不良なら、医療機関へ行くより市販の薬を用いて問題を解決しようと考える人が多いからです。もちろん、必要なときに適切な量の薬を使うのは健康の回復に有用です。ですが**薬を安易に常用・乱用してしまうと、かえって体の害になる**こともあります。

私たちの体には、もともと免疫力が備わっています。これは自己治癒の能力なので、この力を使わずに薬に頼ることが増えれば**免疫力の低下**につながります。例えば便秘などで、根本的な原因となる大腸の汚れを改善せずに表面的な症状を薬で抑えこむことに慣れてしまうと、**症状は抑えられても体内状況は悪化し、さらに重い病気の原因となる**場合もあるのです。

また、薬そのものがほかの疾患や病気の原因となる場合もあります。例えば抗生物質などの強い病原体を殺す力を持つ薬は、**健康な細胞まで殺してしまう**ことがあります。また解熱鎮痛薬や痛み止めによく使われる非ステロイド性抗炎症薬（ＮＳＡＩＤｓ）は**胃が荒れやすくなり、胃潰瘍ができやすくなる**ことが知られています。

薬は自己判断で用いず、なるべく薬剤師への相談のうえで服用しましょう。症状が続くときには医療機関を受診してください。

# 気をつけるべき市販薬の常用・乱用

胃もたれ　胃痛　胸やけ

便秘　下痢

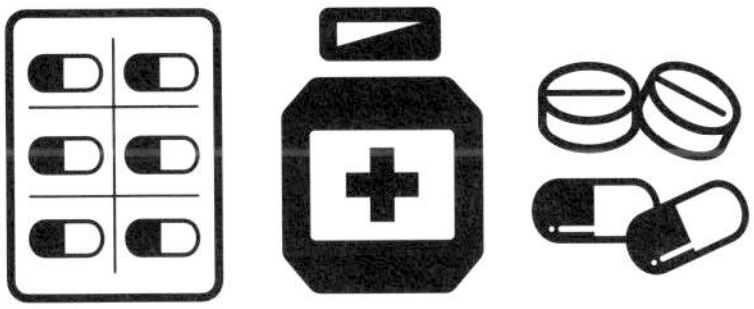

## 胃や腸に不調が出ると市販薬を服用する人が多い

ちょっとした体調不良であれば医療機関にかかるのではなく、市販薬で症状を改善するほうを選びがちな日本人。世界的に見ても、薬を多用しがちといわれています。

## 市販薬の常用・乱用を続ける

適切なタイミングで正しい量の薬を服用するのは問題ありませんが、症状が出ていないときにも薬を服用するようになったり、正しい量よりも多く薬を服用するようになってしまうと、注意が必要です。

**自己治癒力＝免疫力が低下する恐れが！**

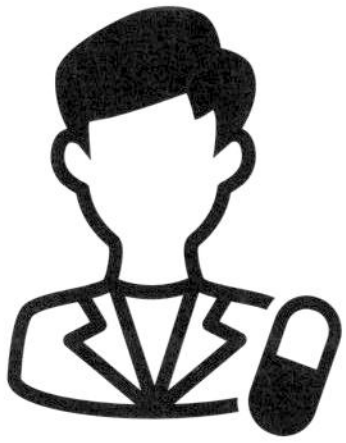

薬剤師のいる薬局で
症状を伝えて選んでもらおう

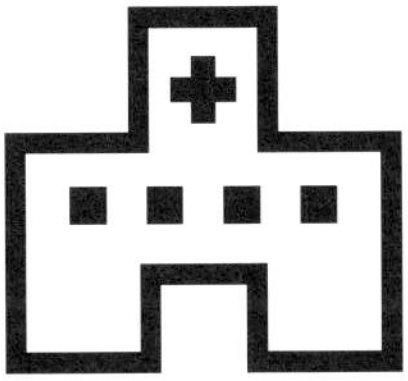

不調が改善しない、
悪化した場合はすぐ病院へ！

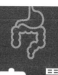

胃がん・大腸がんは初期段階なら怖くない

# 内視鏡検査でがんの早期発見を

## 気になる症状がなくても検診へ

胃がんや大腸がんは初めの頃は自覚症状がほぼないため、**早期発見するには内視鏡検査が欠かせません。**症状がないのに検査を受けるのは面倒と感じる人もいますが、がんは早期発見がとても大切です。２０２１年に国立がん研究センターがまとめたデータによると、早期に発見できた場合の5年生存率は、胃がんは96．7％、大腸がんは、97．3％です。

**内視鏡検査とは、口や鼻や肛門からカメラをつけた細い管を入れ、体内の様子を調べる検査。口や鼻から入れるタイプを胃カメラ、肛門から入れるタイプを大腸カメラ**とも呼びます。観察するだけでなく、体内組織の一部を切りとって採取したり、小さな異物なら取り除いたりもできます。消化管のほかに、気道を調べるタイプや、尿の出口から膀胱までを調べるタイプもあります。また、最近ではカプセル型の内視鏡も使われており、カプセルをゴクンと飲みこめば、あとは8時間のあいだ体内の様子を撮影し、体の外に送信してくれるというものです。

**胃がんは内視鏡検査だけでなく、造影検査（バリウム検査）でも調べられます。**造影検査は内視鏡検査より胃を全体的に見渡せる強みがあります。定期的に両方の検査を受ければより安心です。

# 40歳を過ぎたら受けておきたい内視鏡検査

40 歳を過ぎたら、3 年に一度は内視鏡検査を受けましょう。ある調査では、前回から 3 年以内に内視鏡検査を受けることで、胃がんの死亡率が約 30% 下がるとの結果が出ています。大腸がん検診（便潜血検査）についても毎年受けることをおすすめします。

### 胃カメラ（胃内視鏡検査）

口から食道、胃、小腸の始まりの部分である十二指腸までを観察。炎症やポリープ、腫瘍、がんなどの病変がないか調査する。

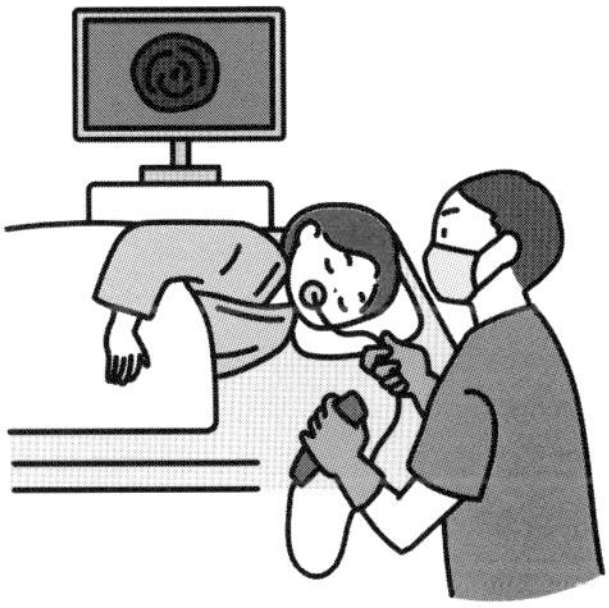

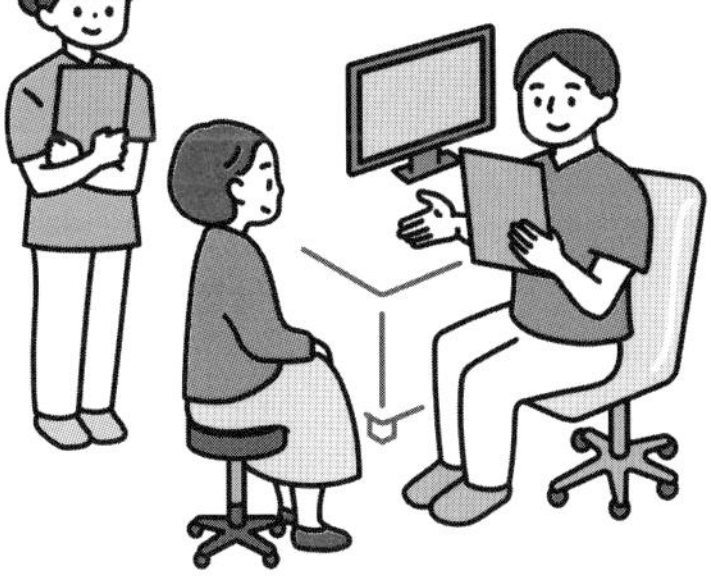

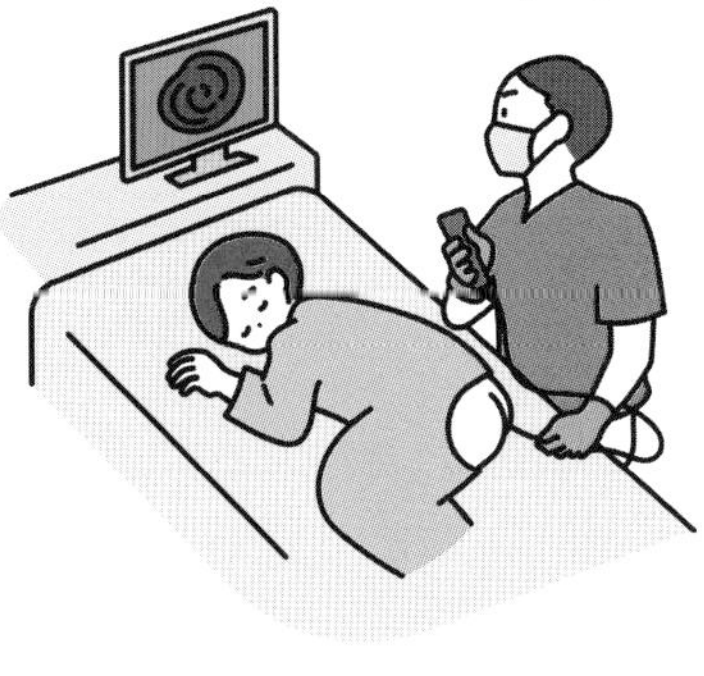

### 大腸カメラ（大腸内視鏡検査）

肛門から直腸、S 状結腸、下行結腸、横行結腸、上行結腸、盲腸、虫垂孔までを観察。炎症やポリープ、腫瘍、がんなどの有無を調べる。

**病気の早期発見のために**
**40 歳以降は定期的に内視鏡検査を受けましょう！**

Column. 2

# 腸内環境は3歳までの環境で決まる

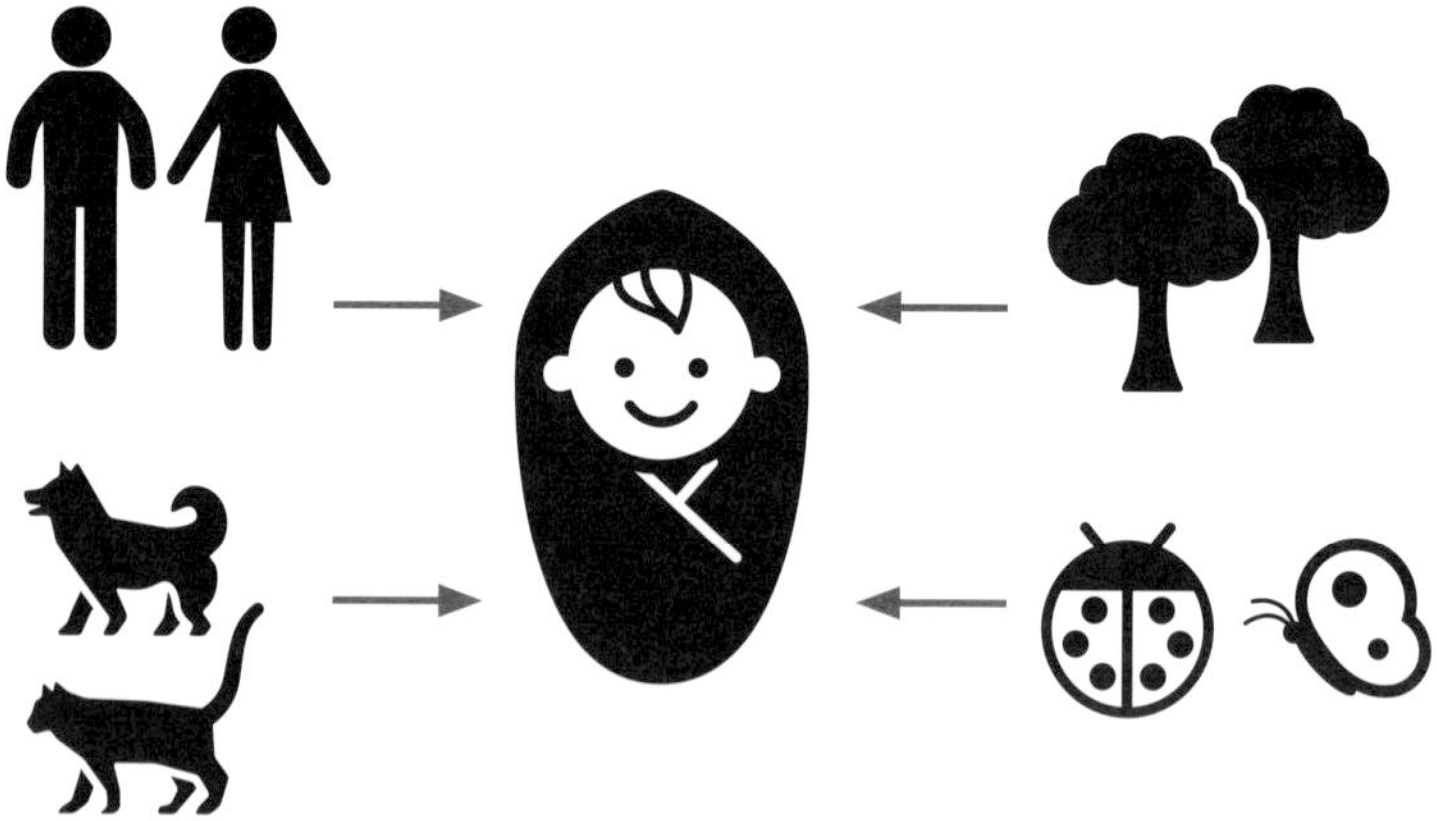

## 赤ちゃんの大腸は無菌状態 菌は3歳までの先着順で決まる

人の大腸の中には1000種類以上・約100兆個もの腸内細菌が棲んでいますが、実はこれはすべて後天的に取り込んだもの。赤ちゃんの腸は、母親の胎内では無菌状態です。そこから、母親の産道を通ってくるときに母親から菌を受け取り、生まれた後は生活環境や自然界のさまざまなものとの触れ合いから、体内に菌を増やしていくのです。帝王切開などで産道を通らずに生まれた場合も、その後の母乳などから母親の菌を受け取ります。

**体内に取り込んだ菌は先着順に大腸に棲みついていき、善玉菌や悪玉菌で構成される腸内フローラを形成**していきます。**3歳までにこれらの菌は定着し、それ以降にとりこんだ菌は腸内に長く定着せず排泄される**ようになります。

# Part 3

体の内側から変えていく！

# 美しい胃腸を作る食事のヒント

何を食べるかは、胃腸にとって大事な問題。胃腸の中をスムーズに流れるか滞りやすいか、腸を掃除してくれるか汚してしまうかなど、胃腸の状況は食べ物で大きく変わります。自分にあったものを食べるのも大切。食べ物を賢く選んで、美しい胃腸を手に入れましょう。

便秘を解消し、善玉菌が増え、免疫力アップ

# 食物繊維で腸内をキレイ・健康に！

## 水溶性・不溶性の両方が大切

腸内環境を整えて健康的な生活を送るために、欠かせないのが食物繊維です。**食物繊維とは、食べ物の中に含まれる、人間の出す消化酵素では分解されない成分**のこと。特に**便秘の予防・解消効果が高い**ことで知られます。

便秘に効果がある理由は、大腸にあります。食物繊維は大腸の中を運ばれていくときに、粘膜を柔らかくブラッシングするように掃除する効果があるのです。大腸がキレイになると消化吸収がしやすくなり、粘液の分泌が正常に整えられます。便のカサも増えて腸の蠕動運動が促され、スッキリと排出されるようになります。

さらに**食物繊維は、腸内フローラの中の善玉菌のエサ**になります。善玉菌の数が増えて腸内環境が整えられ、栄養素の吸収がしやすくなるのです。エサとして分解される過程で発酵し、体に必要不可欠な短鎖《たんさ》脂肪酸《しぼうさん》やビタミンなどが産生され、**免疫力がアップして悪玉菌の増殖が抑えられ**ます。**糖質の消化吸収を穏やかにし、脂肪の吸収を抑制する**効果もあります。

**食物繊維は、大きく水溶性と不溶性の2種類**に分けられます。水溶性は主に善玉菌のエサになり、不溶性は主に便秘の予防・解消に役立ちます。どちらも現代人は不足しがちなため、両方をバランスよく摂取することが大切です。

# 食物繊維をとるとメリットいっぱい

## 食物繊維が腸に与える働き

1. 大腸の粘膜についた脂肪やたんぱく質を掃除する
2. 栄養素の消化吸収の働きを促進する
3. 腸液の分泌を正常に整え、便を排出しやすくする
4. 善玉菌のエサになって量を増やし、活性化させる
5. 善玉菌の働きが粘膜にいる免疫細胞を刺激し、免疫力を上げる
6. 善玉菌の働きで腸内環境が弱酸性になり、悪玉菌の増殖を抑える

## 食物繊維は2種類ある

### 水溶性食物繊維

水に溶けやすい食物繊維。善玉菌のエサになり、短鎖脂肪酸を生み出す。糖や脂肪の吸収を抑制する。果物や全粒穀物、キノコ類、根菜、海藻などに多く含まれる。

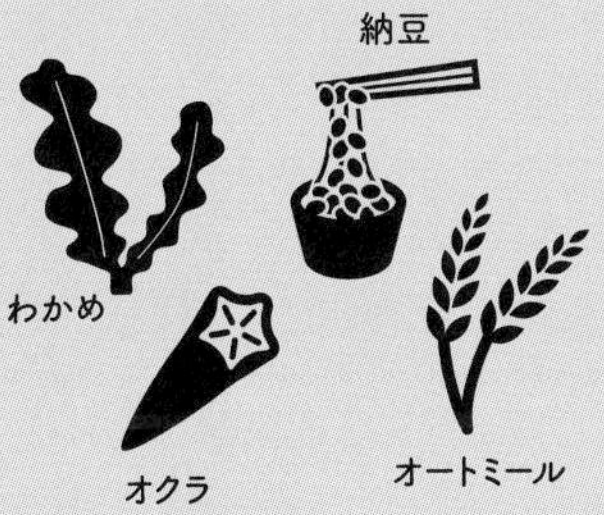
納豆
わかめ
オクラ
オートミール

### 不溶性食物繊維

水に溶けにくい食物繊維。便のカサを増やして腸の働きを刺激し、排便させやすくするため、便秘の解消に効果的。葉物野菜やキノコ類、甲殻類、ココアなどに多く含まれる。

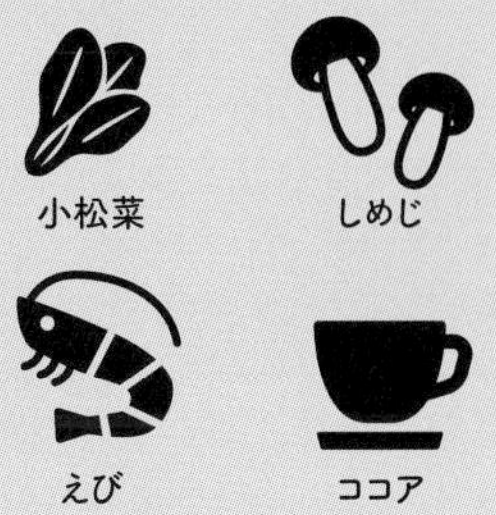
小松菜
しめじ
えび
ココア

食物繊維とポリフェノールが一緒にとれる!

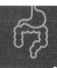

# 間食やおやつには糖質の少ない果物を

## 果物で腸の働きをスムーズに

腸内環境を整える食事法のひとつが**「アダムスキー式腸活法」**です。自然療法士であるアダムスキー氏によって1992年に発表された方法で、腸（消化管）の働きをよくするための食生活を提唱しています。その中で、**腸の汚れや詰まりをキレイにして働きをよくする健康食材として、真っ先に挙げられているのが果物**です。

果物は**水溶性食物繊維**を豊富に含んでいます。その中でも特に、善玉菌に分解されて発酵し、短鎖脂肪酸を作り出すものを発酵性食物繊維といいます。発酵性食物繊維にはペクチンやオリゴ糖などの種類があり、みかんやりんご、キウイ、バナナなどにたっぷり含まれています。ほかにも、果物は抗酸化物質やがん予防に効果があるといわれる成分の宝庫。多くの果物に含まれ、**強力な抗酸化作用で知られるポリフェノールは、善玉菌のエサ**となります。**食物繊維と組み合わせてとれば相乗効果が生まれ、腸内環境を整えて、体の老化を防止し、さまざまな病気を予防**してくれます。

ただし、果物には果糖も豊富。**糖のとりすぎが心配な場合は、糖質の少ない果物**を選びましょう。糖質の吸収されやすい空腹時を避け、間食として1日に200g程度を食べるのがおすすめです。

# 腸活におすすめの果物

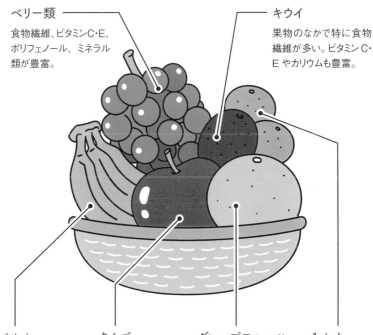

**ベリー類**

食物繊維、ビタミンC･E、ポリフェノール、ミネラル類が豊富。

**キウイ**

果物のなかで特に食物繊維が多い。ビタミンC･Eやカリウムも豊富。

**バナナ**

食物繊維と、善玉菌のエサとなるオリゴ糖、ビタミンやカリウムも豊富。

**りんご**

食物繊維、ビタミンC、カリウムが多い。ポリフェノールも含む。

**グレープフルーツ**

ビタミンCが特に多い。食物繊維、カリウム、カルシウムも豊富。

**みかん**

ビタミンCがたっぷり。薄皮や白い筋に食物繊維が多く含まれる。

## 手作りスムージーにして飲むのがおすすめ！

スムージーにすると、食物繊維の豊富な野菜や果物を効率よく摂取できる。市販のものは栄養素が減っていることがあるため、自宅で作り、すぐに飲むのがベスト。

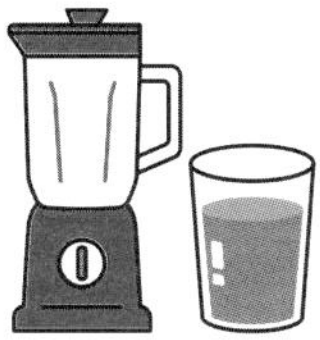

## 亜麻仁油やえごま油で腸の詰まりを解消

# オメガ3系オイルは非加熱で摂取

### オメガ3系脂肪酸は必須脂肪酸

果物と同じく腸の汚れや詰まりをとるために効果的なのが、**非加熱の状態でとる高品質の植物性オイルです。腸の粘膜を保護しながら、たまった汚れを盲腸へと滑らせて**くれます。オイルには常温で固まる飽和脂肪酸と常温で固まらない不飽和脂肪酸がありますが、腸のために積極的にとりたいのは、不飽和脂肪酸の中のオメガ9系脂肪酸やオメガ3系脂肪酸。オメガ9系脂肪酸にはオリーブオイル、オメガ3系脂肪酸には亜麻仁油やえごま油などがあります。

特に**オメガ3系脂肪酸は腸を健康にするオイル**といえます。先に挙げた腸の潤滑油としての作用に加えて、強力な抗炎症作用や血液をサラサラにして血栓を防止する作用、悪玉コレステロールを抑える作用など、さまざまな効果で腸内細菌の状態を整えてくれるのです。また**オメガ3系脂肪酸は必須脂肪酸で、体内で作ることができない**ため、必ず食品からとる必要があります。

**オメガ3系脂肪酸は熱で酸化しやすいため、非加熱状態で摂取**しましょう。オイルをとると太るのではと心配になる人もいるかと思いますが、スプーン1杯ほどのオイルで腸の詰まりを流せれば、そのほうが肥満の予防・改善に役立ちます。そのまま摂取するほか、サプリメントとしてカプセルになったオイルでもＯＫです。

# オイルの種類と特徴

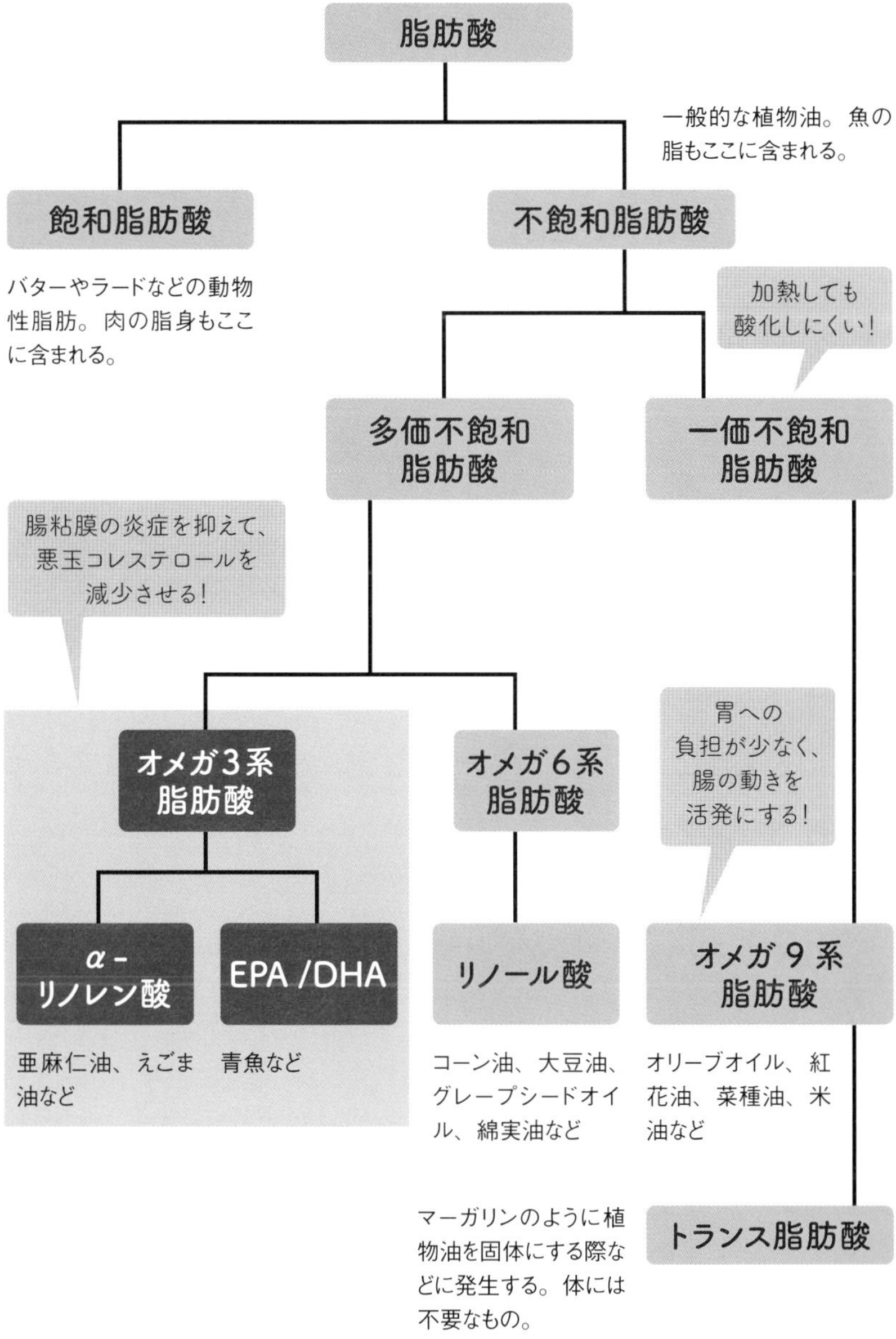
脂肪酸
一般的な植物油。魚の脂もここに含まれる。
飽和脂肪酸
不飽和脂肪酸
バターやラードなどの動物性脂肪。肉の脂身もここに含まれる。
加熱しても酸化しにくい！
多価不飽和脂肪酸
一価不飽和脂肪酸
腸粘膜の炎症を抑えて、悪玉コレステロールを減少させる！
オメガ3系脂肪酸
オメガ6系脂肪酸
胃への負担が少なく、腸の動きを活発にする！
α-リノレン酸
EPA /DHA
リノール酸
オメガ９系脂肪酸
亜麻仁油、えごま油など
青魚など
コーン油、大豆油、グレープシードオイル、綿実油など
オリーブオイル、紅花油、菜種油、米油など
マーガリンのように植物油を固体にする際などに発生する。体には不要なもの。
トランス脂肪酸

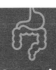

毎日の主食チョイスで腸の炎症を防止

# 麺やパンよりごはん、白米より玄米を

## 栄養豊富で低GI値の食品を選ぶ

現代日本人の食生活は主に、ごはんやパン、麺類などの炭水化物が主食です。炭水化物とは糖類と食物繊維を合わせた言い方。糖質はとりすぎると中性脂肪となりますが、食物繊維は腸内環境を整えますから、主食にする炭水化物の選び方で腸への影響は大きく変わります。

まず、**主食はパンや麺類よりごはん**がおすすめ。パンや麺類は主に小麦粉から作られますが、小麦粉に含まれるグルテンは腸内のカンジダ菌のエサとなり、腸の炎症を引き起こして、さまざまな疾患の原因となるのです。どうしても**麺類が食べたいときは全粒粉のもの**を、**パンが食べたいときは白い食パンより大麦パンやライ麦パン**を選びましょう。小麦粉で作られたものに比べ、食物繊維やミネラル、ビタミン類が含まれています。

ごはんも**白米より玄米や雑穀米**を選べば、多くの栄養素を摂取できます。また食後血糖値の上昇度を示す指数をGI値といい、高いと糖分の吸収が早いため肥満や糖尿病の原因となりやすくなります。白米はGI値約80を示す高GI値食品、玄米や雑穀米はGI値約50の低GI食品です。つまり**玄米や雑穀米は、白米より栄養豊富なうえに、糖質のとりすぎも予防**できます。左ページも参考に、食べ方を工夫してみてください。

# 腸内環境を整える主食の選び方

主食には、食物繊維の豊富なものを選びましょう。腸を掃除して善玉菌のエサになるため、便秘の解消・予防になります。腸内環境が整って糖質・脂肪の吸収が抑えられるので、免疫力アップや肥満予防の効果もあります。

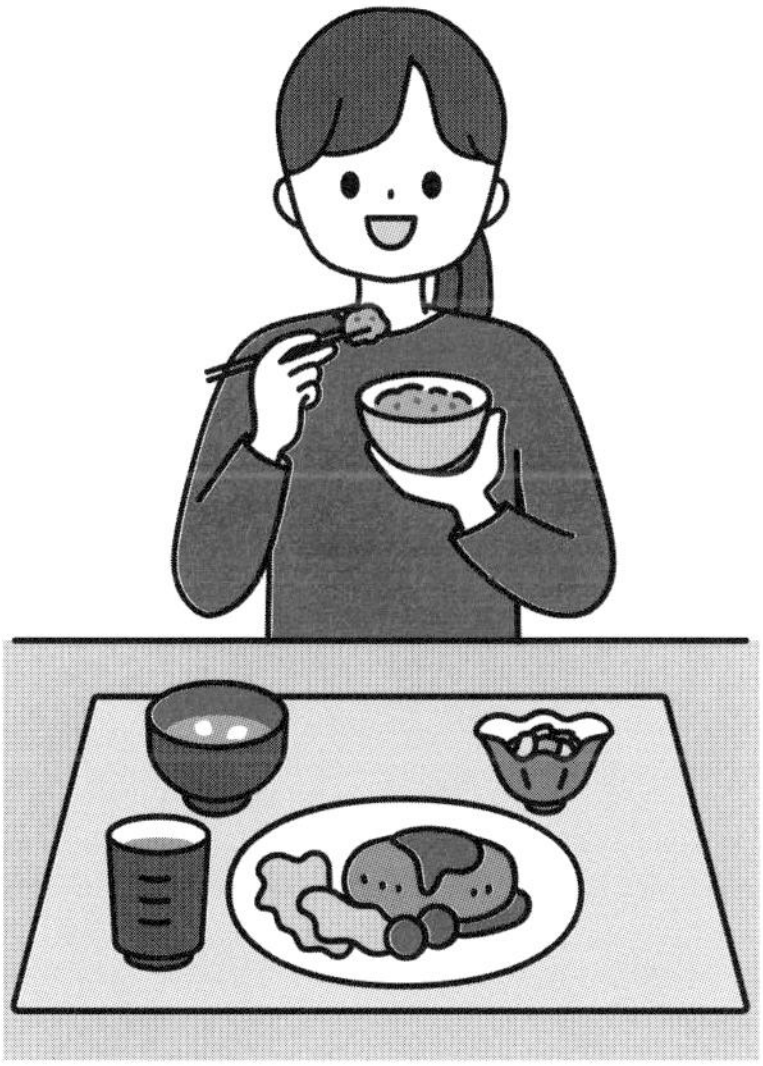

## 玄米や雑穀米を選ぼう！ランチは定食がおすすめ

玄米や雑穀米なら、食物繊維やミネラル、ビタミンB群など多くの栄養素を効率的に摂取できる。またランチにたんぱく質をとると、満腹ホルモンが分泌され間食防止に。ワンプレートより定食を選べば食物繊維も補える。

## 白米を食べるなら冷やごはんが◎。寿司やおにぎりが食べやすい

白米は冷めると難消化性でんぷん（レジスタントスターチ）が増える。その名の通り、消化酵素で分解されない構造であり、腸内で善玉菌のエサとなって短鎖脂肪酸を生むようになる。食後の血糖値を抑えたり、糖尿病や肥満の予防・改善の効果が期待できる。

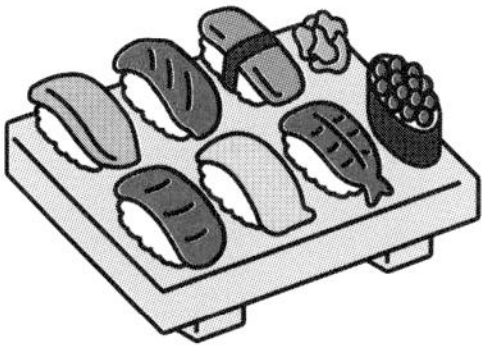

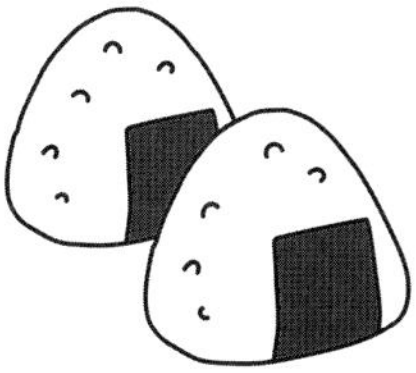

おいしくて栄養豊富、腸にも役立つ発酵食品

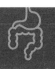

# 発酵食品を毎日食べて腸内改善

## 発酵食品には善玉菌がたっぷり！

発酵とは微生物の働きで食材が変化し、人にとって有益な状態になる化学反応のこと。有害になる場合は腐敗といいます。食材は発酵によって**善玉菌や体に役立つ成分を作る微生物を豊富に含む**ようになり、長期保存が可能になったり、栄養価や旨みが増したりします。**「発酵食品は腸にいい」**といわれるのはそのためです。

**発酵食品に含まれる善玉菌には、乳酸菌やビフィズス菌、酢酸菌など**があります。発酵食品の中には「善玉菌が生きたまま腸に届く」といわれるものがありますが、**善玉菌は生きた状態で役立つだけでなく、調理加熱や胃酸で死んだ状態でも別の善玉菌のエサや刺激となり腸内環境をよくする**効果があります。そのほか菌によって健康効果はさまざまで、例えば麹菌や納豆菌が作る消化酵素は消化を助けて胃腸の負担を減らします。納豆菌が作り出すナットウキナーゼという酵素は血管内の血栓を溶かす効果があり、ビタミンKは出血を止めて骨形成を助ける効果があります。酢酸菌が生み出す酢酸は悪玉菌の増加を防ぐため、免疫力アップにもなります。

ただし食品から摂取した菌は、基本的に腸に長くはとどまらず、**約3日から2週間ほどで排出**されます。いろいろな種類の発酵食品で善玉菌を毎日取り入れていくのがおすすめです。

# 「発酵」についてもっと知ろう

## 発酵に関わる微生物の種類と働き

### 細菌

バクテリアともいう。発酵や熟成に関わる微生物。蒸した大豆を発酵させて納豆にする納豆菌、腸内で善玉菌として働きヨーグルトを固めるビフィズス菌、同じく善玉菌として働き糖を乳酸に変えてチーズやヨーグルト、ぬか漬けなどの漬物を作る乳酸菌、酵母が作るアルコールをさらに分解して酢を作る酢酸菌などがある。

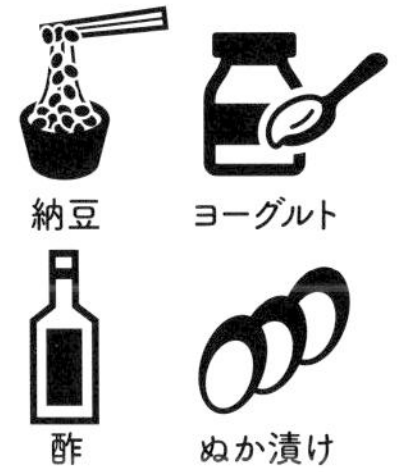
納豆
ヨーグルト
酢
ぬか漬け

### カビ

糸状の細胞（菌糸）を伸ばして広がり、その先に胞子を作るため、糸状菌《しじょうきん》ともいう。代表的なものは麹菌で、酒や味噌、醤油、かつお節など、和食に欠かせない食材に関わるため、日本の「国菌」に指定されている。このほかに、カマンベールチーズを作る白カビ、ブルーチーズを作る青カビなどがある。

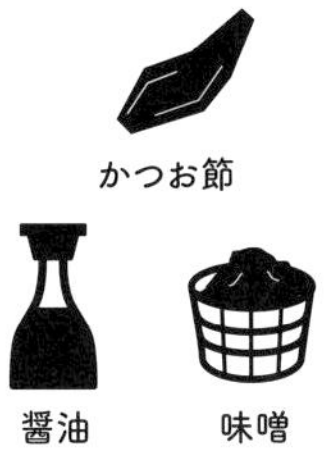
かつお節
醤油
味噌

### 酵母

花や野菜、果物に生息する微生物。繁殖力と発酵力が強く、糖分を分解し、アルコールと炭酸ガスを作る。イースト菌ともいう。パン酵母、ビール酵母、清酒酵母などがある。パン作りにおいては発酵の際に生成される炭酸ガスが生地を膨らませ、香り成分を生み出す。酒の醸造においても香り成分を作るなどの役割を担う。

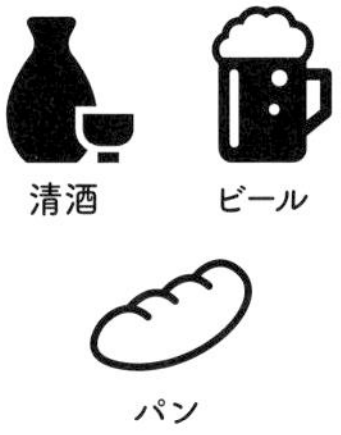
清酒
ビール
パン

善玉菌は種類が増えると健康効果も増える！

# 多様な菌をヨーグルトで効率よく摂取

## ヨーグルトは得たい効果で選ぶ

腸内環境を改善してくれる発酵食品の中でも、特に**毎日とりたいのがヨーグルト**です。理由は、**手に入りやすく食べやすい発酵食品の中で、ヨーグルトに含まれる善玉菌がもっとも種類が多い**ため。ヨーグルトの善玉菌といえば乳酸菌とビフィズス菌ですが、その中にも種類がたくさんあります。菌の種類のことを菌株といい、**株によってそれぞれ効果や性質が異なります**。ヨーグルトによく含まれているものには、胃酸に強く胃にとどまって増殖する乳酸菌であるＬＧ21菌、生きたまま腸に届く乳酸菌シロタ株、おなかの調子をよくして便通を整えるビフィズス菌ＳＰ株などがあります。

ヨーグルト商品は、菌株による健康効果の違い以外にも、糖分の有無や味、乳脂肪分の有無など、種類が実に豊富です。どれも腸内環境を整えてくれるのは間違いないため、**迷ったらどれを選んでも構いません**。特定保健用食品（トクホ）や機能性表示食品として販売されている商品であれば、パッケージに効果が記載されているので、期待する健康効果で選ぶのもおすすめです。まずは3週間ほど続けてみて、体の変化を確かめてください。はちみつには乳酸菌やビフィズス菌を増やしてくれるオリゴ糖が豊富なため、かけて食べるとより効果的です。

## 毎日ヨーグルトを食べる習慣をつくろう

食べる量は、1 日 200 g程度が目安。 封を開けて放置すると菌の状況が悪くなりやすいため、 小さなカップタイプなどを選んで、 一度に食べきるのがおすすめです。 口から摂取した善玉菌は腸内に長く滞在しないため、 毎日食べると効果的です。

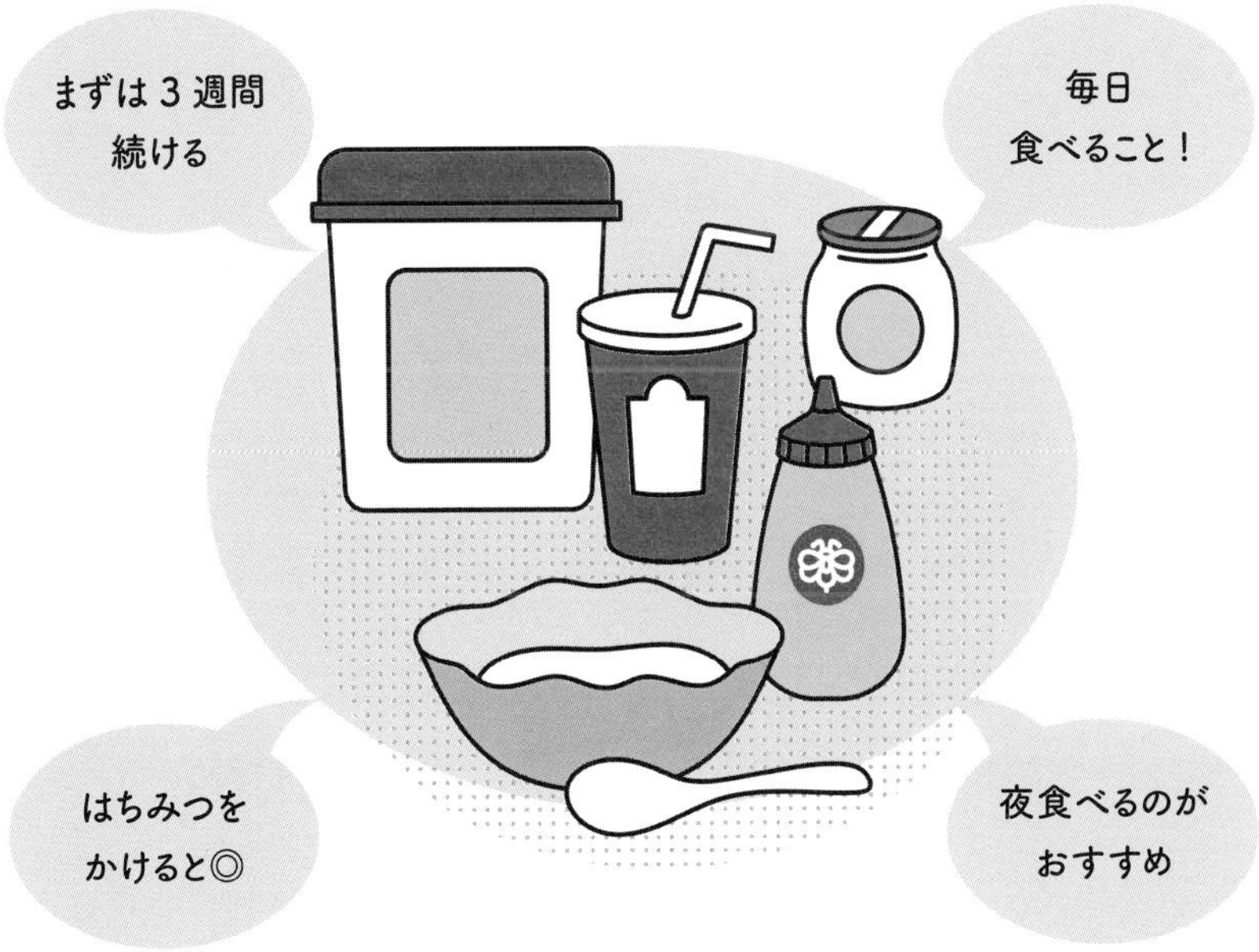
まずは 3 週間
続ける
毎日
食べること！
はちみつを
かけると◎
夜食べるのが
おすすめ

### ヨーグルトはいつ、何と食べるべき？

ヨーグルトは胃酸の影響を避けて間食や食後に食べるのがおすすめです。 特に朝食時は単品にせず、 野菜・果物やゆで卵などを先に食べてからにしましょう。 夜寝る前に食べるのも◎、腸に善玉菌の影響を届けやすくなります。

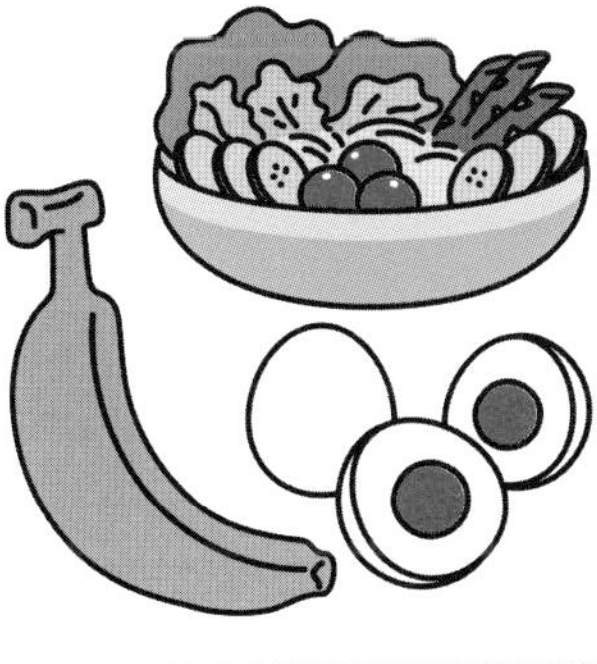

# 腸内フローラに善玉菌がどんどん増える
# 善玉菌だけを増やす食品とは？

## オリゴ糖と食物繊維をとろう！

毎日の食事で**腸内に善玉菌を増やしていくために効率のよい方法は、腸内で善玉菌だけの栄養となる成分・プレバイオティクスをとること**です。悪玉菌・日和見菌に関係なく善玉菌だけを増やせるので、腸内細菌のバランスを整えるために大いに効果があります。

腸内の善玉菌がエサを食べて増えるときに作られる短鎖脂肪酸には、酪酸や酢酸、プロピオン酸などの種類があります。これらは、**腸の蠕動運動を促したり、悪玉菌を減らしたり、体の免疫力を高めたり、幸せホルモン・セロトニンややせホルモン・GLP-1の分泌を促したり**と、健康に役立つ作用をいくつも備えています。善玉菌がエサを食べることで体によいさまざまな作用が生まれることにつながるので、**善玉菌のエサとなるものをとることは健康にとってとても重要**なのです。

プレバイオティクスと認められている成分には、**オリゴ糖や水溶性食物繊維**があります。これらが含まれている食品をぜひ毎日の食事に取り入れてみてください。最近ではオリゴ糖だけを抽出した商品やサプリメントも登場しています。ただしオリゴ糖はとりすぎると便がゆるくなる場合があるので、ほどほどに。はちみつならスプーン2杯分程度が1日の目安です。

# 「プレバイオティクス」で善玉菌を増やす

## 「プレバイオティクス」とは?

プレバイオティクスとは、小腸までに消化吸収されることなく大腸に届き、善玉菌だけのエサとなる食品成分のこと。悪玉菌・日和見菌のエサにはならず、腸内フローラや体全体にとってよい影響をもたらす。

### オリゴ糖

主にビフィズス菌や乳酸菌のエサとなり、増殖を促す。きなこ、玉ねぎ、はちみつ、バナナなどに多く含まれる。

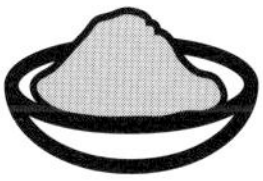
きなこ

バナナ

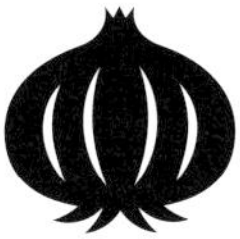
玉ねぎ

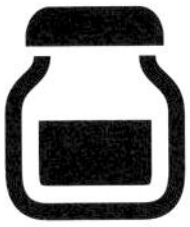
はちみつ

### 水溶性食物繊維

食物繊維のなかでも水に溶けやすいもの。善玉菌のエサとなって増殖させ、腸内細菌のバランスを整える。

ブロッコリー

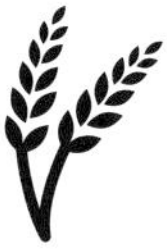
もち麦

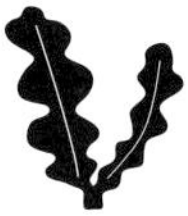
わかめ

### お酢も善玉菌を増やす腸にいい調味料!

お酢に含まれるグルコン酸は善玉菌のエサとなる。主成分である酢酸には抗菌作用と腸内を酸性に保つ作用があるため、悪玉菌の増加を防いで腸内環境を整える効果がある。

腸内環境改善以外にも、内臓脂肪を減少させたり、高血圧の予防、疲労回復、美肌効果などもあるため、食べ方・飲み方を工夫して積極的に摂取しよう。

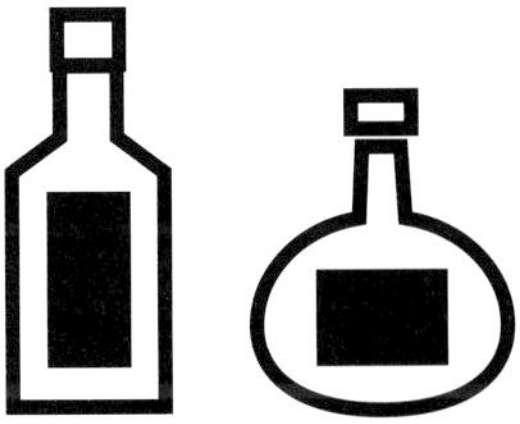

魚なら刺身、卵なら半熟で胃を労る

# 消化のよい食材と消化しやすい調理法

## 食欲が出ないときは胃を休ませても

胃に不調があるときや胃疲れしているときは、**消化のよい食べ物をとりましょう。消化のよい食べ物とは、消化時間が早い食べ物**と言い換えられます。食べ物が胃にとどまる時間は短いほど胃酸の分泌時間が短くなり、胃酸の量も少なくなるため、胃の負担が少ないのです。

**消化にかかる時間は、同じ食材でも調理法によって変わる**という実験データがあります。たんぱく質分解にかかる時間の違いを、胃酸に近い成分の液体を用いて実験したところ、**魚は生のままの状態がもっとも消化時間が早い**という結果でした。同じく早いのは、煮魚・蒸した魚・干した魚。早くも遅くもないのが酢漬けの魚・揚げた魚で、遅かったのは焼き魚と塩漬けの魚でした。また、卵の加熱具合と消化時間についても似た実験データがあり、消化時間は半熟卵が1時間半、生卵とゆで卵が2時間半、目玉焼きは3時間という結果に。つまり食材は、**そのままか軽く火を入れた状態がもっとも消化しやすい**といえます。加熱時間や温度が高いほど、消化に時間がかかるようになるのです。

ただし胃に痛みや疾患があって**食欲が出ないときは、丸1日程度何も食べずに胃を休ませるのもよい方法**です。このときも、**水分は必ず補給**してください。

# 胃が疲れているときは消化のよい食材を

胃を労り消化を手伝う成分が含まれている食材は、胃の調子が悪いときの強い味方です。普段の食事から積極的にとりいれれば、胃不調の予防にもなります。

## キャベジンが豊富

キャベツから発見された成分。胃の粘膜を修復・強化し、胃酸分泌を抑える作用がある。ビタミンではないが同様の働きをするため、ビタミンUとも呼ばれる。水溶性で、加熱すると流出する。

キャベツ
白菜
ブロッコリー
アスパラ
トマト

## 消化酵素が豊富

食べ物の消化を促して栄養素に分解する、消化吸収を助ける酵素。体内では胃や十二指腸などの消化器官から分泌される。胃の消化作業の負担が減るため、胃薬の成分にもなる。

### リパーゼが豊富

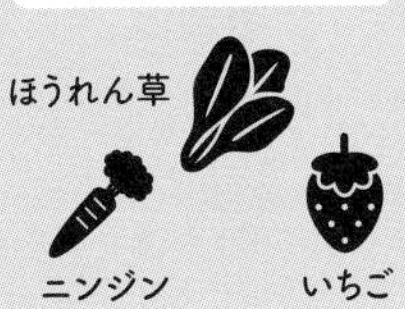
ほうれん草
ニンジン
いちご

### プロテアーゼが豊富

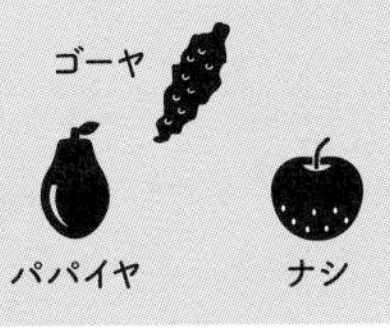
ゴーヤ
パパイヤ
ナシ

### ジアスターゼが豊富

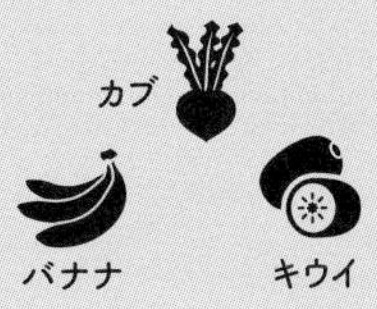
カブ
バナナ
キウイ

## 胃の粘膜を保護

ムチンは胃腸の粘膜の主な成分で、ネバネバした食品に含まれる。アルギン酸とフコイダンは海藻類のぬめり成分。どちらも胃の粘膜を保護し、たんぱく質を分解して吸収を助ける。

### ムチンが豊富

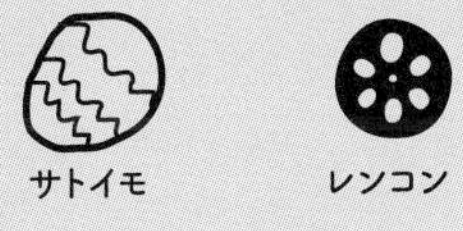
サトイモ
レンコン

### アルギン酸やフコイダンが豊富

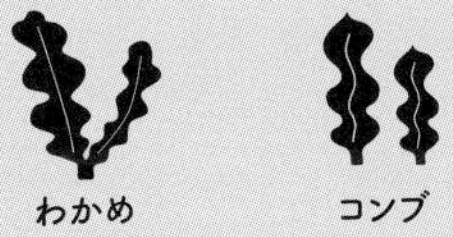

# 胃腸を休ませて体の中からリフレッシュ
# 断食・プチ断食で腸内を大掃除！

## 断食は医師の指導のもとで安全に

　腸の汚れを落として健康になるためには、**断食（ファスティング）で胃腸を休ませる**という方法があります。昔からある自然療法ですが、近年になって注目され、**短期間だけ断食するプチ断食**という方法も生まれています。

　食事を断つと、胃腸は消化吸収のための働きをする必要がなくなります。現代人は過食など食生活の乱れにより胃腸が疲れていることが多いため、**胃腸をしばらく休めることで、胃腸の疲労が回復し腸内環境が整い**ます。腸内環境が整うことで、排便が進んで大腸がキレイになり、体の持つ本来の免疫力や解毒能力が回復するため、体内の浄化にもつながります。また、食べ物が補充されなくなると体はたくわえていた糖質や脂肪をエネルギーに使うため、肥満の改善や予防にもなります。さらに近年新しく発見された、老化を遅らせ寿命を延ばすとされる長寿遺伝子を活性化させるともいわれています。

　ただし断食にはデメリットもあります。摂取エネルギーが減るので体に負担がかかりますし、腸を休めることで悪玉菌が増える可能性もあります。かえって体調を悪くしたり、持病がある人は悪化させたりする可能性もあるのです。**自己判断での断食は危険**ですので、必ず専門医師に相談し、指導を受けながら行いましょう。

# 断食のメリットと注意点

断食は胃腸を休めるために効果的であり、プチ断食などの派生した方法も近年注目されています。胃腸の疲れを取り、腸内環境を整える効果が期待できますが、断食を行う際には注意も必要です。

## 断食のメリット

| | | |
|---|---|---|
| 胃腸の活動を休める | 大腸をキレイにする | 基礎代謝アップ |
| メタボ予防 | 太りにくい体質になる | 長寿遺伝子を活性化 |

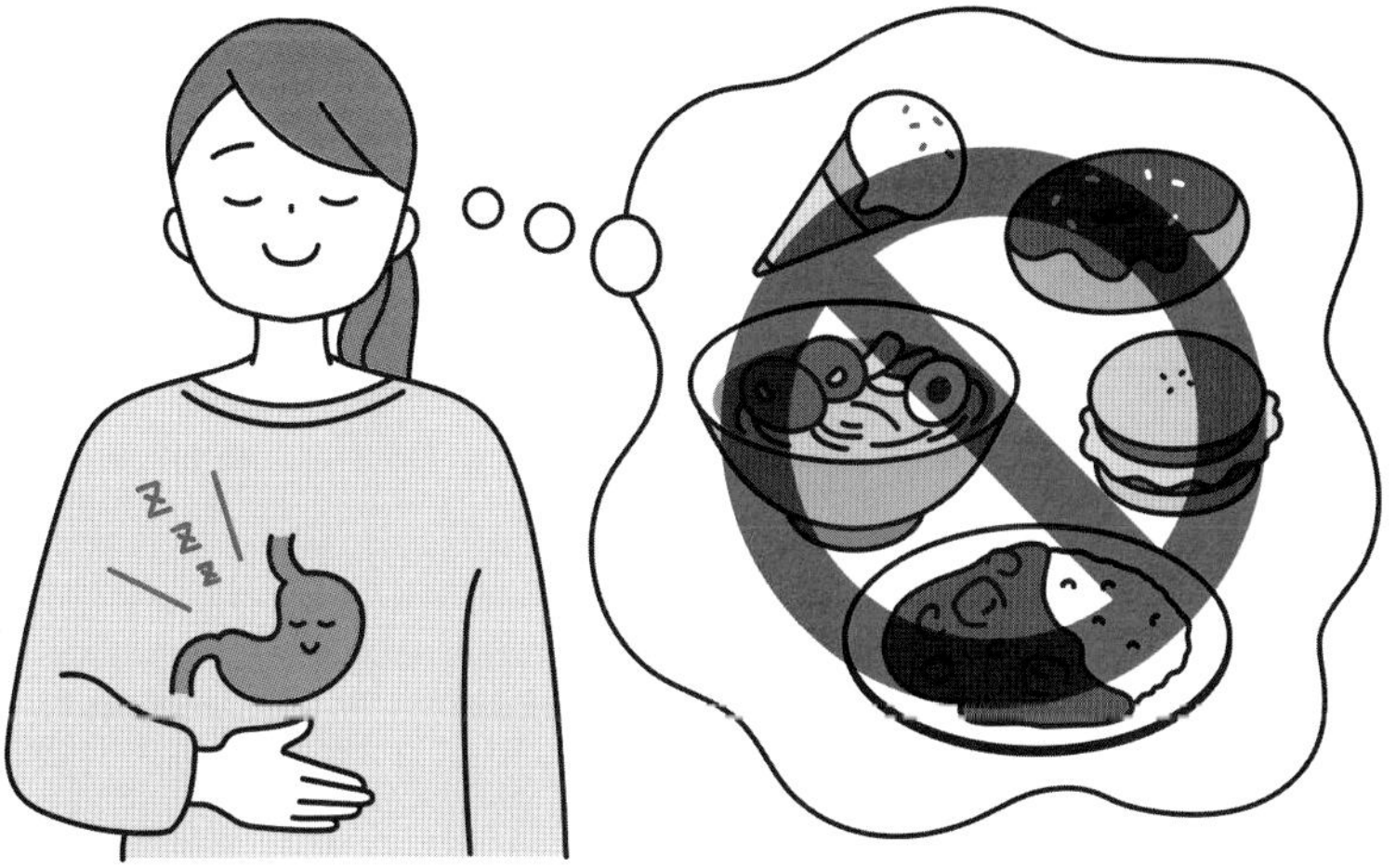

## 注意！

日々健康的な食事をとっていて体に不調がない場合は、無理に胃腸を休ませる必要はない。また、体調が悪いときには体への負担が大きくなるため向かない。断食を行う場合は必ず専門医師の指導のもとで行うこと。

毎日コップの水をあと2杯飲めばOK

# 1日に1.5ℓの水分で便秘を予防

## 水や麦茶で水分補給をしよう

厚生労働省による「健康のため水を飲もう」推進運動をはじめ、水分補給が健康にとって重要であることは広く知られています。胃腸の健康にも水はとても大切で、特に腸にとっては、**水分不足は便秘の大きな原因**となります。摂取する水分が少ないと、便は硬くなりやすく、代謝が悪くなるため便のカサも減って、排便がしにくくなるのです。便をなめらかで排便しやすい状態にし、腸の血流をアップさせて動きをよくするためには、十分な水分補給が欠かせません。

**1日に摂取したい水分量の目安は、1.5ℓ程度**です。これは食事の水分は別とした、食事以外からとりたい水分量です。コップ1杯を約200mlとすると、毎日7~8杯分を飲むのが健康的ということです。現代では気付かないうちに水分不足の状態となっている人が多いため、意識的に水分を摂取するようにしましょう。「健康のため水を飲もう」推進運動では、**「平均的には、コップの水をあと2杯飲めば、1日に必要な水の量をおおむね確保できる」**としています。がぶ飲みはせず、少しずつこまめに飲みましょう。

**水分補給のための飲みものは、水がベストです。麦茶などのカフェインレスのお茶や炭酸水でもOK。**ジュースは糖分が多く含まれているため、水分補給には不向きです。

# 水をこまめに飲んで便秘対策

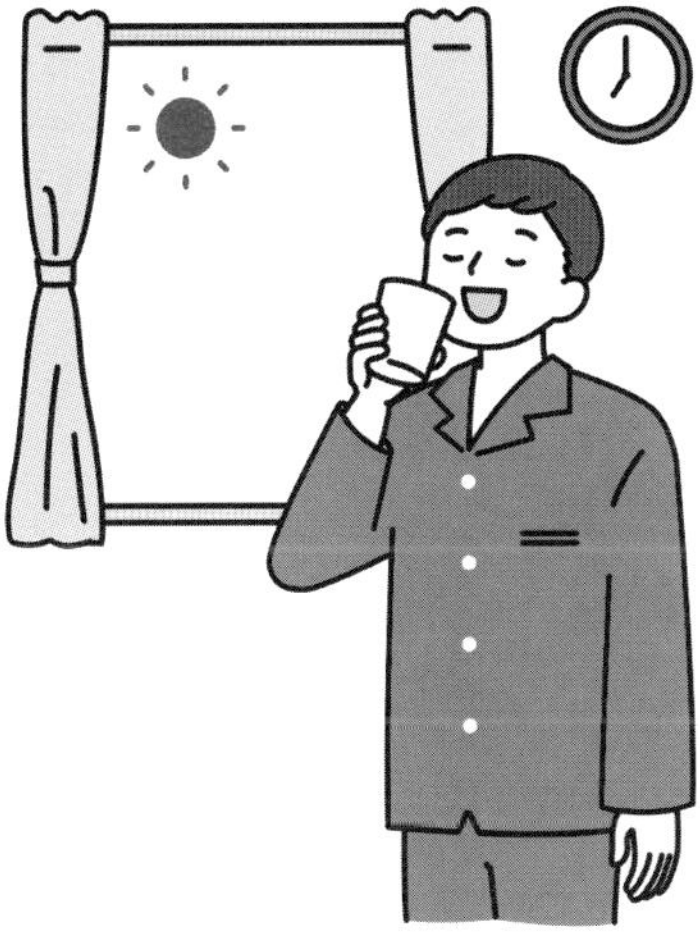

## 朝起きたら水をコップ 1 杯

便秘を予防するには、朝起きたらすぐにコップ 1 杯の水を飲むのが効果的です。起きたばかりのまだ体が目覚めきっていない状態のときに水を飲むことで、胃腸が刺激され、大腸が動き始めるのです。

## 日中は少しずつこまめに水分補給

一度にたくさんの量をとっても、吸収されるのはそのときに必要な量だけで、残りは排出されてしまいます。水分は少しずつこまめに飲みましょう。のどの渇きは脱水が始まっているサインなので、その前に意識的に水分をとりましょう。

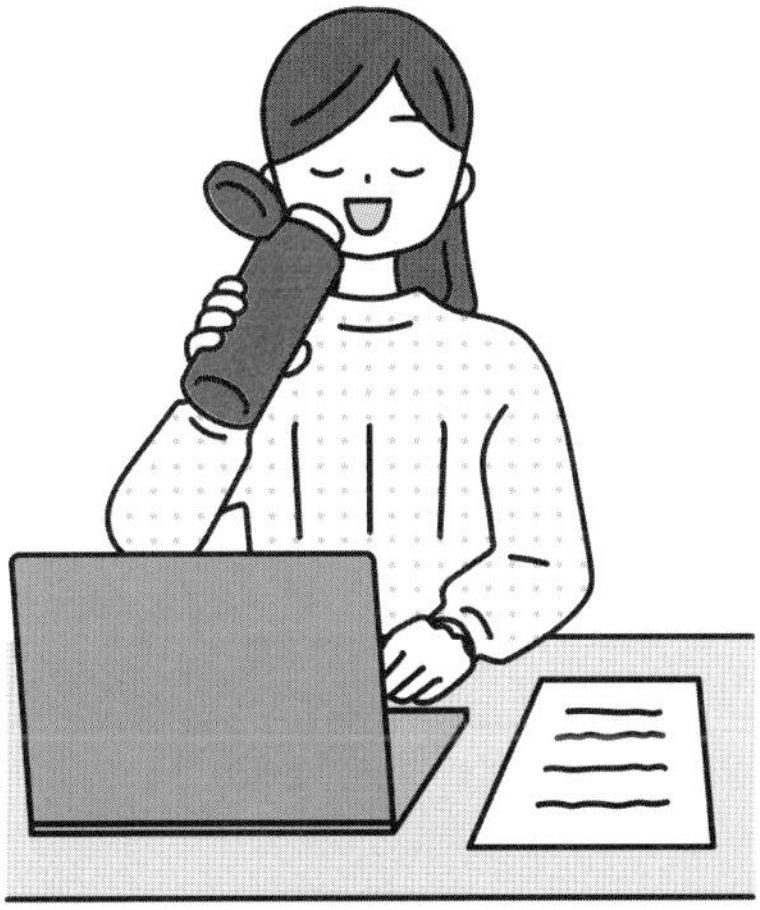

**注意！**

カフェイン入り飲料やアルコールは、飲んでも水分補給にはなりません。利尿作用があるため、飲んだ分量以上に排出してしまうのです。脱水症状を起こす可能性もあるため、飲みすぎには注意を。

# その便秘、体に合わない食品のせいかも……
# 低FODMAP食でおなかスッキリ！

## 下痢、おなかの張りにも効果あり

胃腸にいい食品をしっかりとっていても、便秘やおなかの張りが改善されない場合があります。そんなときは、**自分の体質に合わない食品を食べてしまっている**のかもしれません。特に、納豆やヨーグルトなどの発酵食品、オリゴ糖の含まれる果物やはちみつ、食物繊維の豊富なごぼうやキノコ類など、おなかの調子が悪いときには積極的にとりたい食品が、体質に合わず不調の原因となっている場合があるのです。

その食品を見つけ出すのに有効な方法が、**低FODMAP食**。4つの特定の糖質を控える食事療法です。これらの糖質は、小腸では吸収されにくいために腸の運動が過剰になって下痢や腹痛の原因になりやすく、大腸では発酵してガスを発生させるために便秘やおなかの張りの原因になりやすいのです。この低FODMAP食はオーストラリア・モナッシュ大学により提唱されたもので、過敏性腸症候群による腹痛や下痢、便秘、おなかの張りなどの症状に悩む人のうち、約75％の人が軽減したと報告されています。

低FODMAP食のやり方を左ページに示しました。3ステップだけで簡単に取り組めるので、気になる症状がある人はぜひ試してみてください。ただし低FODMAP食であっても、食べすぎや飲みすぎは禁物です。

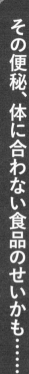

# 「低FODMAP食」で快腸に！

## 「FODMAP」とは？

消化吸収されにくいために腸の不調の原因となる可能性の高い４種類の糖質群のこと。以下の言葉の頭文字をとってこう呼ばれています。これらを控えめにする食事を「低FODMAP食」、多く含む食事を「高FODMAP食」といいます。

**４種類の糖質群**

**F**
「Fermentable（発酵性の）」大腸内で発酵しやすい性質

**O**
「Oligosaccharides（オリゴ糖）」ガラクトオリゴ糖、フルクタンなど（納豆、ごぼうなど）

**D**
「Disaccharides（二糖類）」麦芽糖、ショ糖、乳糖など（牛乳、ヨーグルトなど）

**M**
「Monosaccharides（単糖類）」ブドウ糖、果糖、ガラクトースなど（りんご、はちみつなど）

**And P**
「Polyols（ポリオール）」キシリトール、ソルビトールなど（ガム、キノコなど）

**「低 FODMAP 食」とは**
**おなかの不調の原因となる特定の糖質を**
**控える食事のこと！**

## 低 FODMAP 食のやり方

1. ３週間、高 FODMAP 食品をとるのをやめる。不調が改善すれば、やめた食品のなかに原因があるとわかる。
2. 高 FODMAP 食品を１グループずつ食事に取り入れる。グループごとの食後の体調の変化を確認する。
3. 食後に不調がある食品＝自分の体に合わない食品なので、今後避ける。不調がないものは今後も食べて OK！

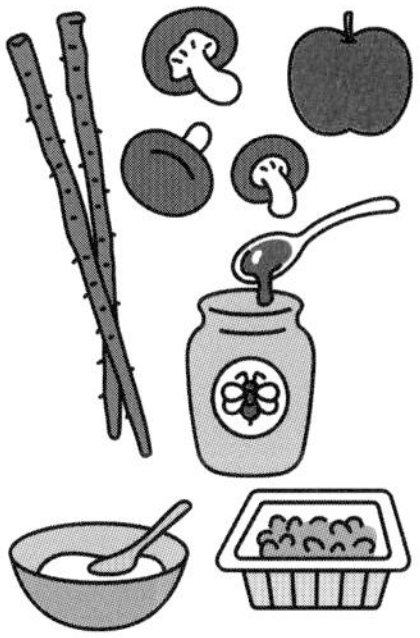

たんぱく質不足は消化不良のもと

# 毎食2種類以上のたんぱく質を

## 動物性たんぱく質は控えめに

胃腸の消化吸収機能を健康的に働かせていくために、欠かせないのが毎日のたんぱく質です。三大栄養素である糖質・脂肪・たんぱく質を消化吸収するためには消化酵素が必要ですが、**たんぱく質が不足すると、体内で消化酵素がうまく作れなくなる**のです。また、一度の食事でたくさんのたんぱく質をとっても、利用しきれない分は排出されてしまいます。**たんぱく質は1日3食の食事で毎回欠かさずとる**ようにしましょう。一度の食事で2種類以上のたんぱく質をとるようにすると、アミノ酸の利用効率が上がります。

ただし、動物性たんぱく質に偏った食事は腸内環境を乱す原因となってしまいます。**動物性たんぱく質は脂肪の少ないものを少量とる程度**にとどめましょう。魚介類や脂肪分の少ない鶏肉、1日に2～3個程度の卵なら問題ありません。特にイワシ、サンマ、アジ、ブリ、カツオなどの青魚は、DHA、EPA、α-リノレン酸などのオメガ3系脂肪酸をたっぷり含んでいます。

豆類や大豆製品も、ぜひとりたいたんぱく質。食物繊維が豊富で、善玉菌のエサになるレジスタントスターチや、小腸をキレイにしてくれるレジスタントプロテインを含んでいます。消化によい乳製品もおすすめです。

# 積極的にとるべきたんぱく質

魚、鶏肉、卵、乳製品、大豆製品のうち２種類以上のたんぱく質を１回の食事の中でとるようにすると、アミノ酸のバランスが整って利用効率が上がります。１日トータルで100ｇ程度、手のひら１杯分くらいを摂取するのが理想です。

## おすすめ食材

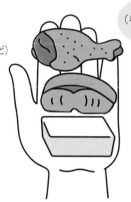

①魚
（イワシ、サンマ、アジ、ブリ、カツオなど）

②鶏肉

③卵

④豆類、大豆製品
（豆腐、納豆、油揚げなど）

⑤乳製品
（牛乳、ヨーグルト、チーズなど）

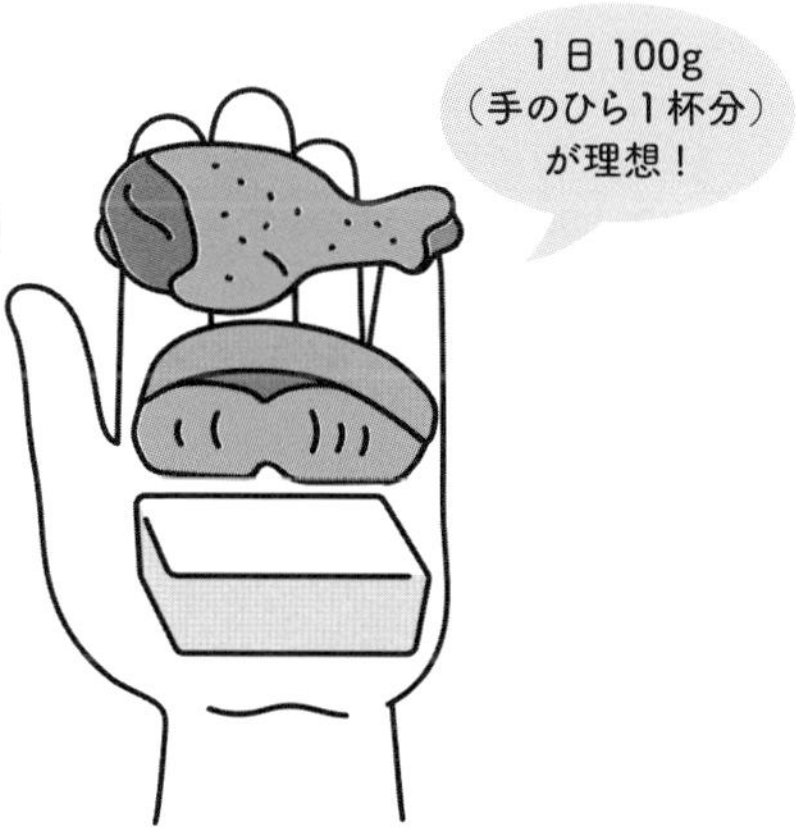


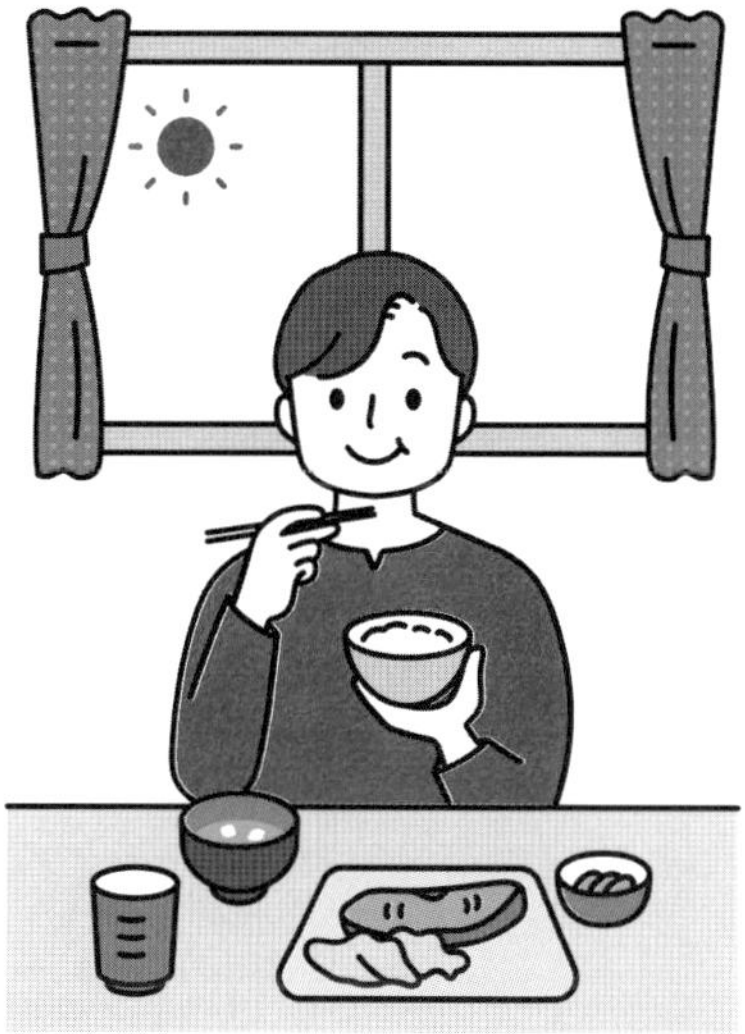

### 朝はたんぱく質が含まれるメニューを

朝食にたんぱく質をとると脳のスイッチが入り、空腹ホルモンが減って満腹ホルモンが増えるため、間食防止になる。朝に35gのたんぱく質をとると、イライラが減って周囲への寛容度が上がるという研究結果も。

Column. 3

# 牛の胃は4つある！反芻動物の胃の不思議

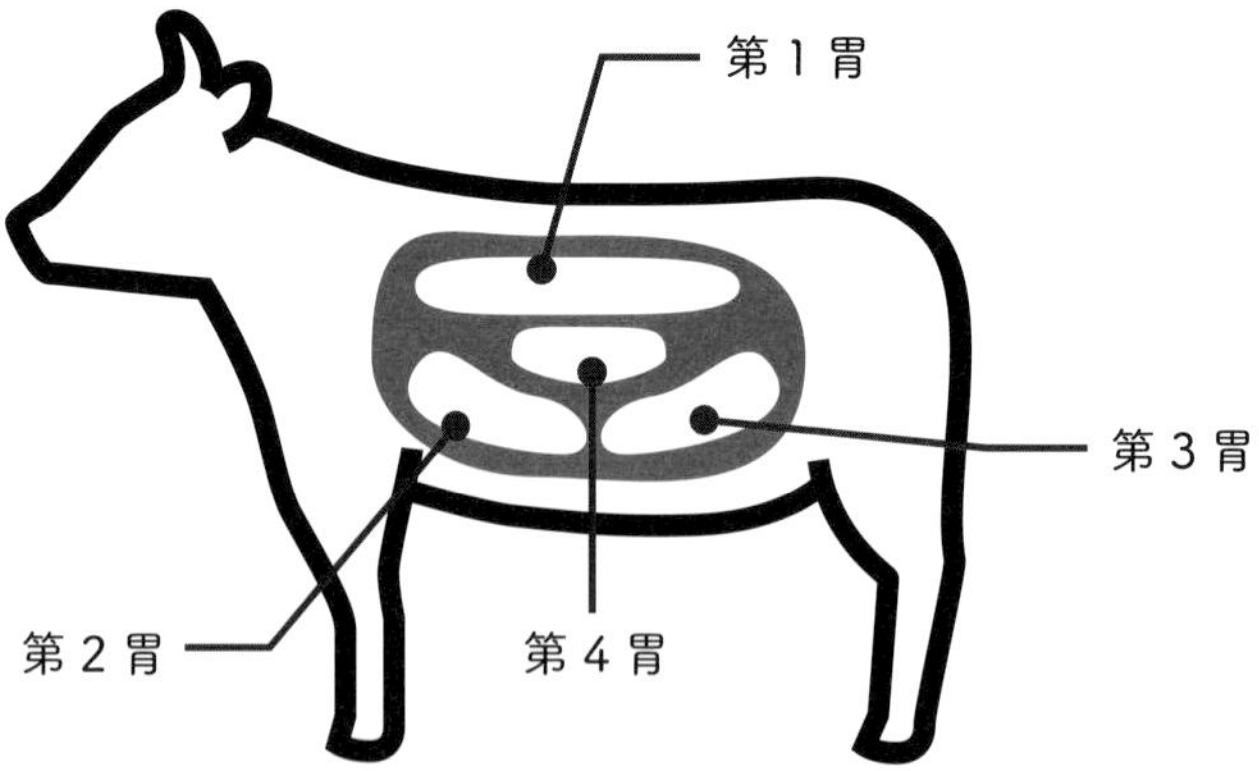


## 飲みこんだものを何度も噛みなおす牛や羊が持つ4つの胃とは

草食動物の中でも、牛、羊、ヤギなどの動物は反芻《はんすう》動物と呼ばれています。これは、**体に4つの胃を持ち、食べ物を一度飲みこんだ後も、胃から口の中に戻して何度も噛みなおしをする（反芻）特性を持つため**です。

牛の場合、4つの胃は合わせて全体重の15％を占めています。**4つの胃は、第1胃・第2胃・第3胃・第4胃と呼び分けられ、すべて役割が異なり**ます。主に第1〜3までの胃は微生物と反芻の作用によって食べたものを消化しやすい状態にする役割を果たし、第4胃で最後の消化と吸収を行っています。これら4つの胃は、焼き肉店で実際に見ることができます。第1胃はミノ、第2胃はハチノス、第3胃はセンマイ、第4胃はギアラと呼ばれる部位です。

# Part 4

毎日の生活で免疫力を高めよう!

# 胃腸のための新しい習慣

食べ物や生活習慣に影響を受けて、胃腸の状態は毎日変化していきます。無理なく上手に腸活を続けていくコツは、生活の一部に組み込むことです。食事のとり方や入浴についてなど、日常の中で簡単に実践できる習慣を、ぜひいつもの生活に取り入れてみてください。

朝日を浴びて深呼吸、朝ごはんを食べる

# 胃腸が喜ぶ健康的な朝の過ごし方

## 朝を制するものは胃腸を制する!

毎日を健康に過ごすために、大切なのは朝の時間の過ごし方です。朝は体内時計をリセットするタイミングなので、**朝にきちんと体を目覚めさせると1日の自律神経のバランスが整い**ます。

体内時計のリセットは、朝の光が脳に届くことから始まります。ですから、**朝起きたら朝日をしっかりと浴びましょう**。それによって朝のホルモン分泌が始まり、自律神経が整って1日のリズムが作られます。朝日を浴びながら深呼吸したり、軽くストレッチをしたりするのも効果的です。

さらに体を目覚めさせるのに大切なのが、**朝ごはんを食べる**こと。胃腸の調子が悪いときは朝ごはんを食べないという人も多いですが、朝ごはんは少しでも食べたほうが自律神経が整うため、結果として胃腸のためになります。朝に食べることをつらく感じる人は、消化のよい食べ物から少しずつ試してみてください。よく噛んで食べることも自律神経へのよい刺激となります。

また、**朝ごはんは排便リズムにもつながり**ます。これは、胃と小腸が空っぽの状態で食事をとることがスイッチとなって、腸の大蠕動を起こし便意を催すため。胃と小腸を空っぽにするには約8時間以上何も食べない必要があるので、前夜の夕食を早めにとるのも効果的です。

# 胃腸のために取り入れたい朝習慣

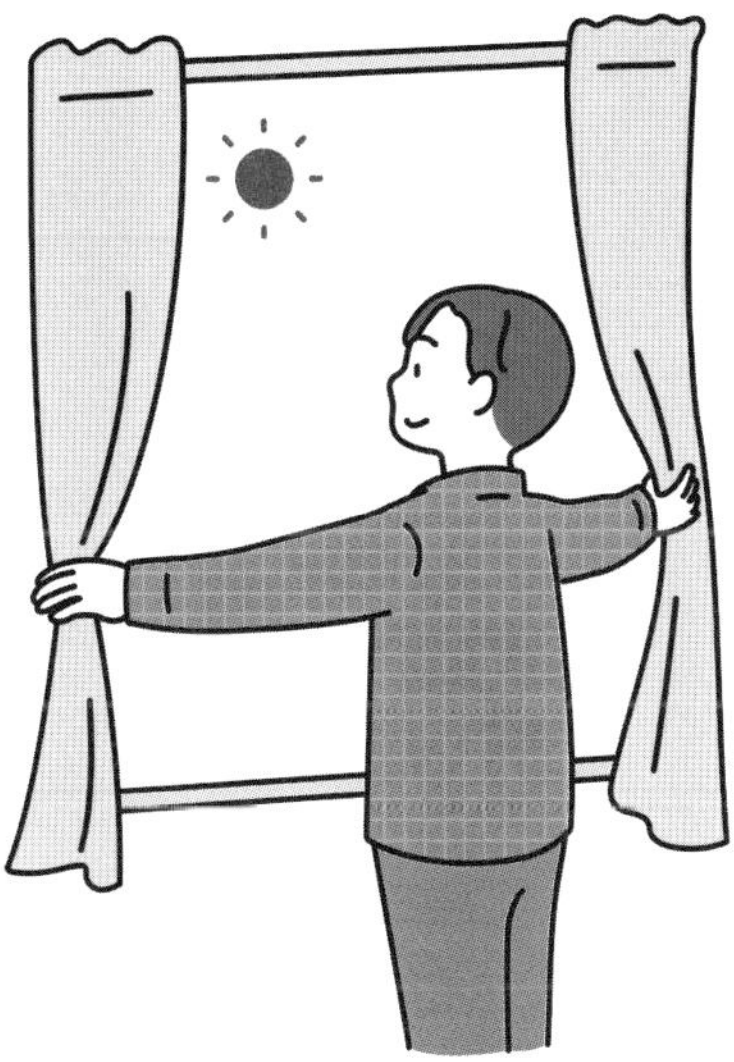

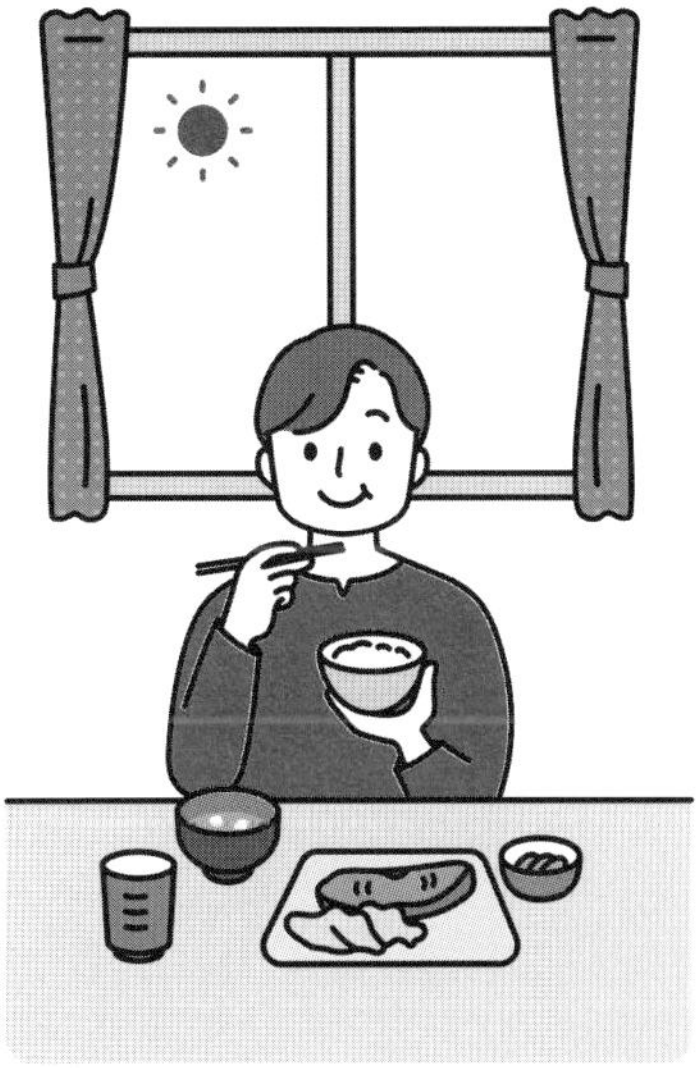

## 朝日を浴びてスッキリ起床

朝起きたら、カーテンを開いて朝日をしっかり浴びる。体内時計がリセットされて脳内でセロトニンの分泌が始まり、自律神経が整う。深呼吸や軽いストレッチをするのも効果的。

## 朝ごはんをしっかり食べる

夜のあいだ（8 時間以上）何も食べずにいることで空っぽになった胃と小腸に食べ物が入ると、反射反応（胃・結腸反射）が起こり、大腸で強く排便を促す動き（大蠕動）が起こる。

## 朝食後のシャワーで体を活動モードに

朝食の後にシャワーを浴びるのもおすすめ。40 ～ 43℃ほどの熱めのお湯を強めの水圧で 5 分ほどしっかり浴びれば、交感神経が目覚めて体が活動モードに切り替わり、1 日を通して自律神経のバランスが整いやすくなる。

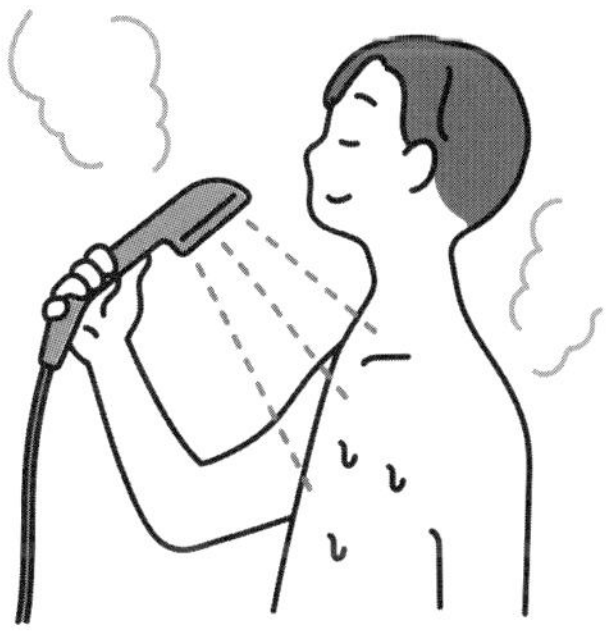

規則正しい食習慣で腸内細菌を健康に

# 1日三食、決まった時間に食事をとる

## 理想的な食事スケジュールとは

自律神経を整えていくには、**三食の食事を毎日同じ時間に食べるようにする**のが効果的です。特に腸にとっては、私たちが毎日の食事を規則正しく食べることは、腸内細菌へ毎日規則正しくエサをあげるのと同じこと。**腸内細菌が健全に育ち、バランスが整いやすくなる**のです。

食事の時間を決めるときは、食べ物が胃や腸を通り抜けるのにそれぞれ必要な時間を踏まえると、**スムーズな消化の流れを作る**ことができます。例えば、1回の食事分の食べ物が胃に入ったら、しっかり消化して次の小腸へとすべて送られてから、また次の食事分が胃に入ってくるようにするのです。胃腸での消化吸収にかかる時間は食べ物や食べ合わせによっても異なりますが、特に消化の遅い食べ物や食べ合わせでない場合、**食べたものは胃に約4〜5時間、小腸に約7〜9時間滞在した後、大腸で便としてためられ排便を待ちます**。次の食事まで4〜5時間を空けることで、胃から小腸へ食べ物を送った後のタイミングで次の食事をとることができるのです。

**朝食が便となって排出されるのは、食べてから約40時間後**です。つまり理想的な食事習慣でも、約40時間でとる5〜6回分の食事は、常に体内に入っていることになります。

# 胃腸にとって理想的な食事スケジュール

食べ物は体の中で、消化管ごとに消化吸収に必要な時間を滞在して次へと進みます。朝食・昼食・消化のよい軽食・夕食を毎日決まった時間に食べる場合、理想的な１日のスケジュールは下記のようになります。

**8:00**

### 朝食

食べてから４～５時間後に、胃から小腸（十二指腸）に到着。そこから７～９時間かけて小腸で消化される。

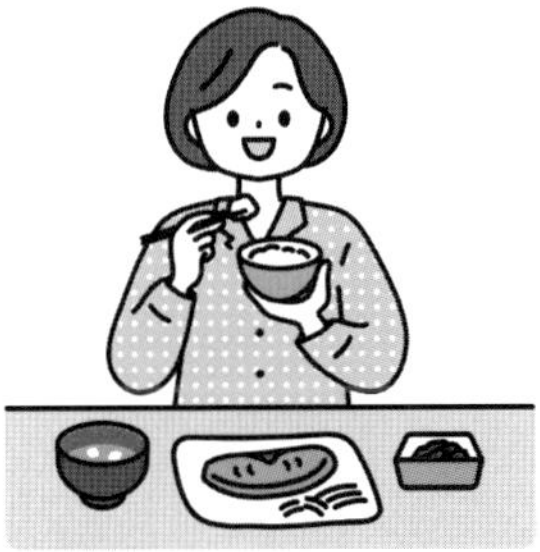

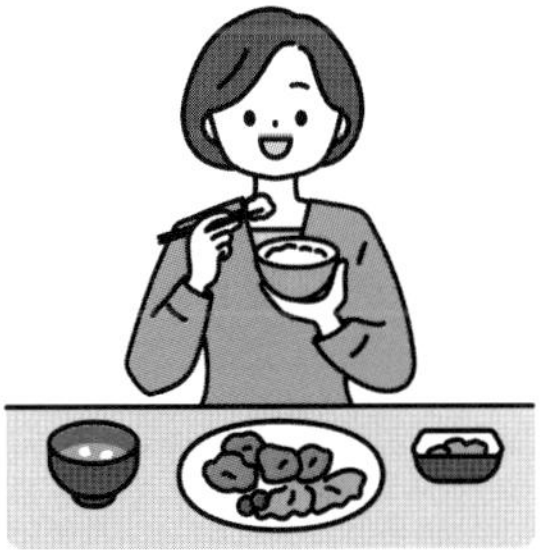

**13:00**

### 昼食

朝食が小腸へ送られる頃に、昼食が口から食道を通って胃に入る。４～５時間かけて小腸へ送られる。

**18:00**

### 軽食（消化の速いもの）

朝食が小腸での消化吸収の終盤にさしかかる頃、昼食が小腸で消化吸収され始めている頃に、軽食が胃に入る。

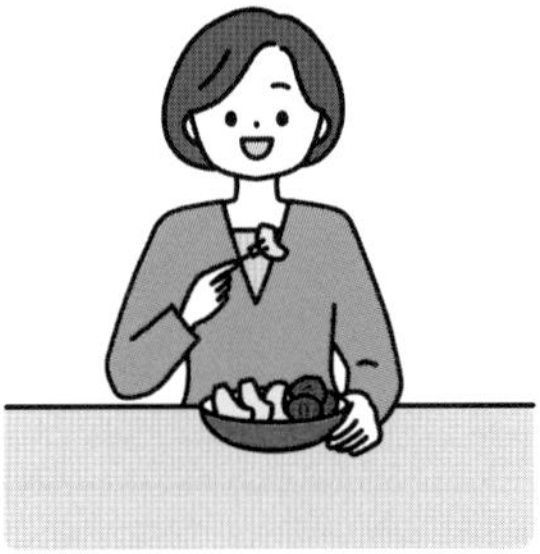

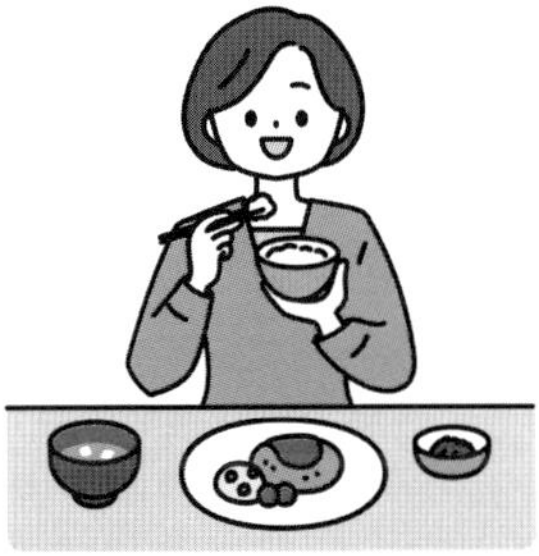

**20:00**

### 夕食

朝食が大腸（盲腸）に入り、昼食は小腸で消化吸収され、軽食も消化の速いものなら胃から小腸に入る頃、夕食が胃に入る。

## 食事と食事のあいだを空けて小腸のお掃除を

# 食事の間隔は4時間以上空けよう

### 食べ続けは消化トラブルのもと

理想的な食事のタイムスケジュールを参考にして、自分の生活に合わせた食事スケジュールを作るときには、おさえておきたいポイントがあります。それは、食事と食事のあいだに、腸を休ませるための空き時間をとること。仕事の都合などで食事の時間が定まらないという人もいると思いますが、そんな場合でもできるだけ**前の食事から次の食事までに4時間以上の時間を空けることで、消化トラブルを防ぐ**ことができます。

食事の間隔が4時間以上空くと、小腸にすき間ができる時間が生まれ、MMC（伝《でん》播《ぱ》性《せい》消《しょう》化《か》管《かん》収《しゅう》縮《しゅく》運《うん》動《どう》）と呼ばれる運動が始まります。これは**小腸内に残った食べかすや悪玉菌を小腸自身が洗い流す**ための動きで、これによって小腸は休みながら自分をキレイに掃除するのです。

反対に、十分な時間をおかずに次々と食べ物を食べ続けてしまうと、小腸は休む時間なく動き続けることになります。また、消化管は1本の管で、先に食べたものが進まなくては後に食べたものも進めないので、消化管の中を食べ物が進む速度は消化の悪いものに合わせたゆっくりペースになります。この消化速度の違いによる渋滞で、食べ物は腐敗して小腸の壁に張り付き、毒素が蓄積されてしまいます。

# 食事間隔を空けて小腸にすき間をつくる

食事の間隔を4時間以上空けることで、小腸の掃除時間がとれます。ただし空腹を感じたときは、無理に我慢をせずに間食をとるようにしてください。

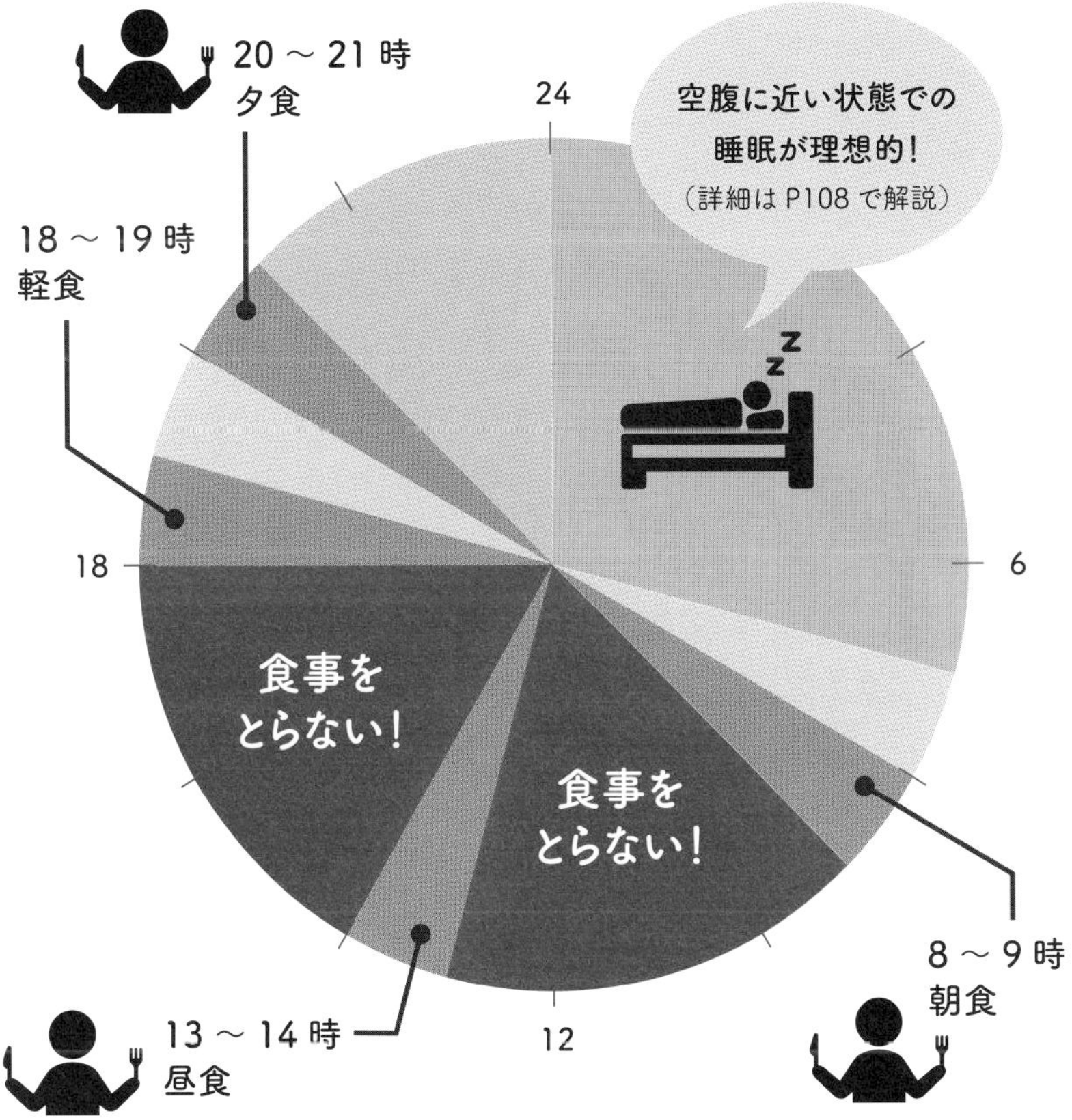


## 食事の時間は4時間以上空ける!

食事と食事のあいだに4時間以上の時間を確保できないと、小腸は汚れを掃除できません。するとたまった汚れは便ではなく、別のところから排出されます。例えば皮膚から排出されれば皮膚炎やヘルペス、肺からなら喘息やアレルギーの原因となります。

## 夕食を早めにとって胃腸と副腎を休ませる
# 夜は空腹に近い状態で眠りにつく

### 睡眠中は胃腸の負担を減らして

夜の遅い時間や就寝前にものを食べると、眠るときにも胃腸の中の食べ物は消化が終わっておらず、未消化状態のままです。睡眠中は胃腸の働きも弱くなっているので、未消化状態のものが入っていると胃腸が疲れてしまいます。睡眠中に胃腸に負担をかけず、しっかり休ませるためには、夜まで胃腸に仕事を残さないことが大切です。要するに、**眠るときには胃腸をなるべくからっぽに近い状態**にしておくのです。

さらに**胃腸をからっぽにしておくことで、副腎を休ませる**ことができます。副腎皮質から分泌されるホルモン・**コルチゾールは腸の炎症を招くストレスを撃退し、腸の状態を整えてくれる**働きがあるのです。コルチゾールは1日のなかで早朝に増えて夜に少なくなる分泌サイクルを持つほか、体がストレスを感じたときにも分泌されます。つまり睡眠中に胃腸に負担がかかると、コルチゾール分泌のために、副腎は夜に休めなくなるのです。これは副腎疲労の原因となるうえに、副腎が疲れることでさらに腸の状態が悪くなるという悪循環に陥ってしまいます。

睡眠中に胃腸をからっぽに近い状態にしておくためには、**なるべく空腹に近い状態で就寝する**ようにしましょう。夕食を早めにとったり、消化のよいものを食べたりするのも効果的です。

# 空腹に近い状態で寝て腸内環境を整える

腸に不調がある人は、夜の睡眠がうまくとれていない傾向があります。うまく寝付けないなどの理由で睡眠が浅くなると、自律神経が乱れて腸の動きが悪くなり、小腸の掃除のための運動（MMC）も働きにくくなるのです。

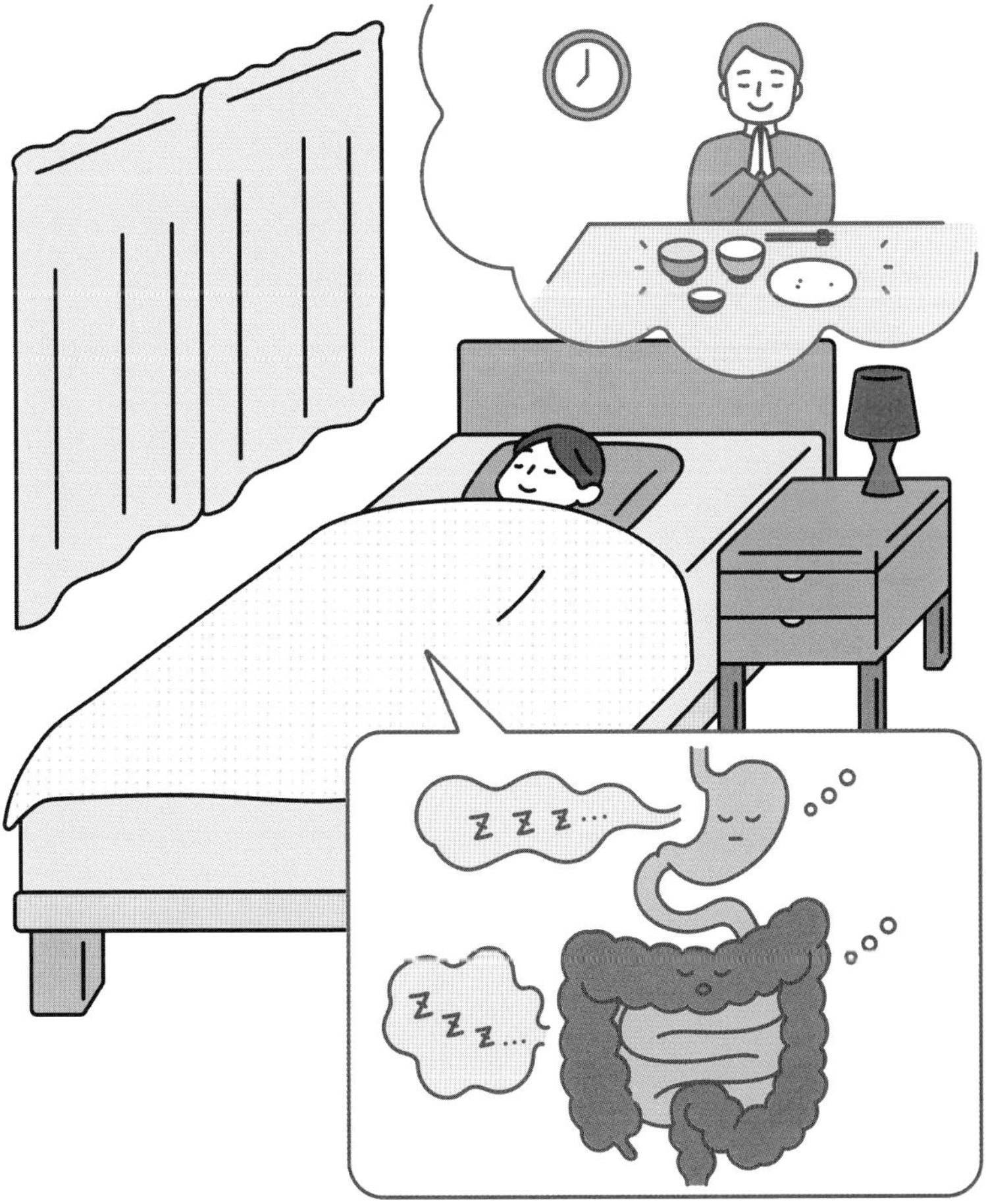


**寝る前に食事はせず、決まった時間に寝よう！**

食事外の間食はナッツやフルーツがおすすめ

# 間食には血糖値が上がりにくい食品を

## 空腹は我慢するより賢く対処

健康的な食生活を送るためには、間食のとり方が重要です。理想的な食事スケジュールに沿って生活しても、決まった食事以外の時間に空腹を感じたときに、我慢するのはストレスになり、血糖値が安定しないため体にとってもよくありません。また、空腹状態が続けばその分次の食事で食べすぎてしまったり、脂肪がつきやすくなったりします。**食事と食事のあいだに空腹を感じたときには、無理をせず間食をとりましょう。**

間食には、**血糖値が上がりにくい食べ物（低GI食品）を選ぶ**のがおすすめ。食べすぎると次の食事に影響が出るため、少量をつまむ程度にしましょう。よく噛んで食べると満腹中枢が刺激されて、少量でも満足感が得られます。

**間食におすすめできない食べ物は、血糖値が上がりやすくなってしまうスイーツ類やスナック菓子、炭水化物など**です。特にスイーツ類は、砂糖（人工甘味料）・小麦・乳製品と腸内の悪玉菌が好むエサがそろっていることが多いため、間食には不向きです。どうしても甘いものが好きでやめられないという人は、頻度を減らし、食べるときは糖質控えめやグルテンフリーのものを少しだけというふうに工夫してみてください。

# 血糖値が上がりにくい食べ物で間食を

間食には血糖値の上がりにくいものを選びましょう。食品添加物は腸に悪影響を与える場合が多いため、なるべく加工の少ないものがおすすめです。すぐ食べられる状態で保存容器などに常備しておけば、空腹を感じたときにさっとつまめます。

## 間食におすすめの食材

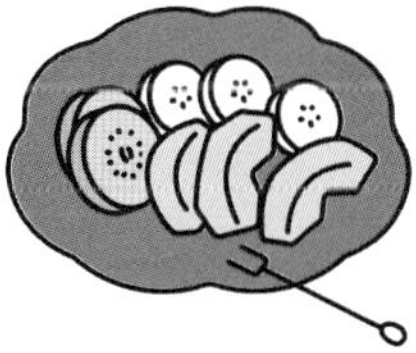

### カットフルーツ

ビタミンやミネラルが豊富。果糖を含むので食べすぎに注意。

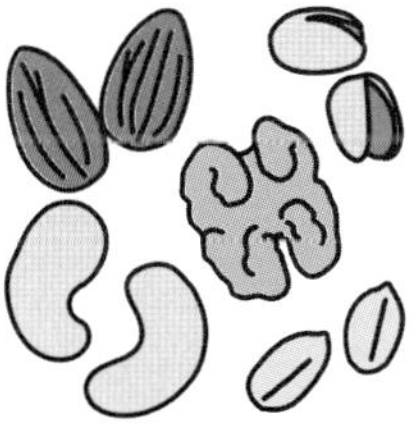

### ナッツ類

ミネラルや食物繊維が豊富。素焼きで無塩のものがおすすめ。

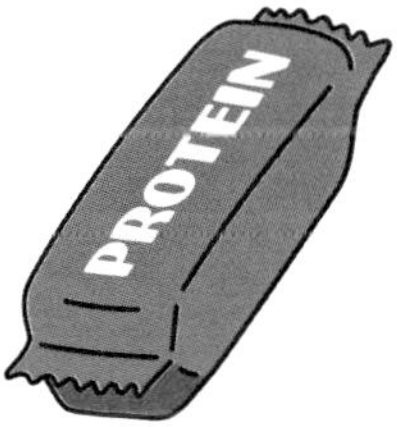


### プロテインバー

たんぱく質が豊富。グルテンフリーで糖質少なめのものを。

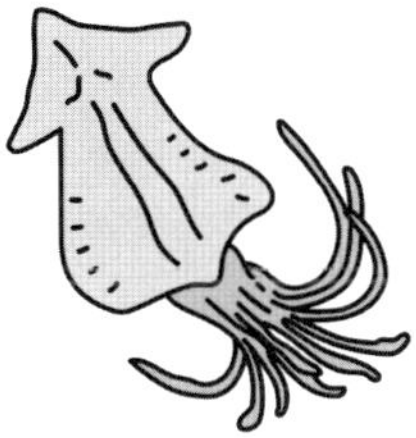

### するめ

噛み応えがあるため自然と噛む回数が増え、満腹感が得られる。

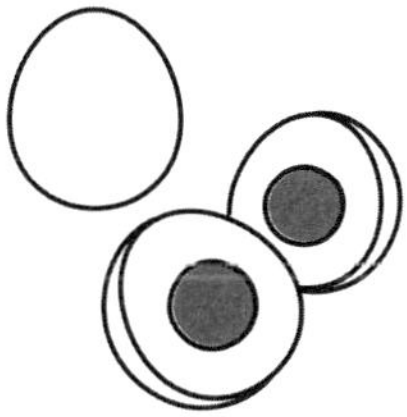

### ゆで卵

GI 値が低く、たんぱく質などさまざまな栄養素が豊富。

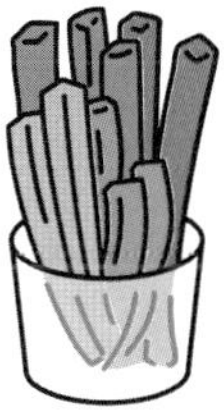

### 野菜スティック

食物繊維をはじめ、ビタミンやミネラルなど栄養素が豊富。

消化がよくなり、食べすぎ防止にも！

# 食べ物はひと口30回以上噛んで食べる

## 噛まずに飲みこむと胃腸に負担が

食べ物の栄養素を体に取り入れるために行う最初の消化作業が、咀嚼です。食べ物を細かく噛み砕き、唾液に含まれる消化酵素ででんぷんを分解することで、**飲み込みやすく、胃や腸で消化しやすい状態にする**のです。

咀嚼が足りないと唾液があまり分泌されず、食べ物は下準備が不十分な状態で胃へ送られるので、胃腸に負担がかかります。未消化のまま腸へ送られれば腸の障害の原因となりますし、栄養素が十分に吸収されずに体外へ排出されてしまう場合もあります。

逆によく噛んで食べれば唾液がしっかり分泌され、胃腸の負担が減ります。あごが一定のリズムで動くことで自律神経を整える働きのあるホルモン・セロトニンが分泌され、胃腸の調子も整います。さらに、脳の満腹中枢を刺激できるため、食べすぎ防止になります。顔などの血流がアップして脳細胞の働きが活発になるため、反射神経や記憶力、集中力、判断力なども向上します。**食べ物をよく噛んで食べることは、胃腸の負担を減らして調子を整える効果があり、さまざまなメリットがある**のです。

この効果を受け取るために、食べ物はひと口につき30回以上噛んで食べるのが理想的。慣れない人は10回程度から試してみてください。

# よく噛んで食べるとメリットいっぱい

食事のときはなんとなく食べるのではなく、意識してよく噛んで食べることでたくさんのメリットがあります。急いで食べようとするとすぐに飲み込みたくなってしまうため、ゆっくり食事を味わうつもりで食べるのがよく噛むコツです。

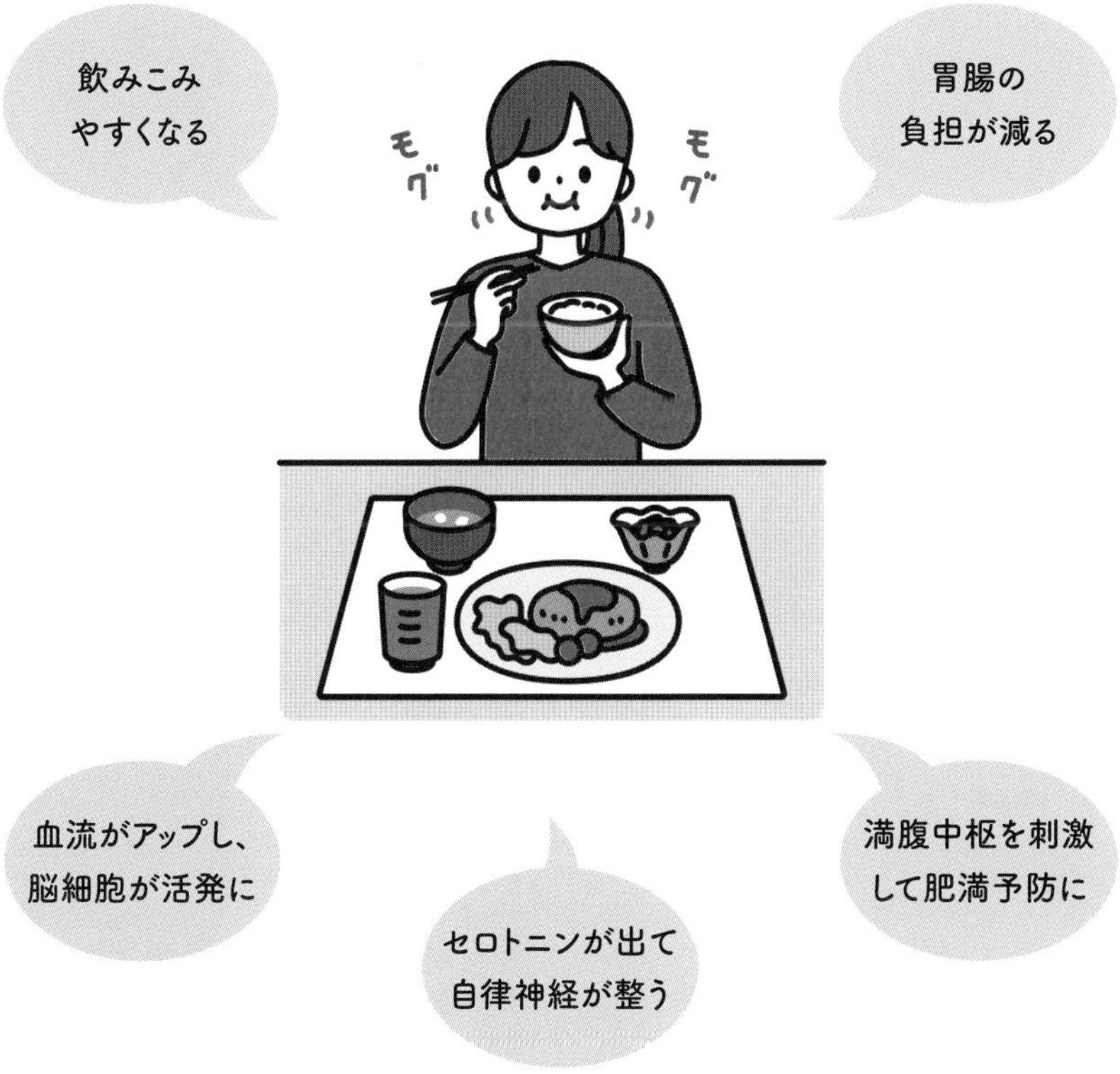
飲みこみ
やすくなる
胃腸の
負担が減る
モグ
モグ
血流がアップし、
脳細胞が活発に
満腹中枢を刺激
して肥満予防に
セロトニンが出て
自律神経が整う

### 飲みこむ力は40代からおとろえ始める

ものを飲みこむ力は、加齢とともに低下します。歯が悪くなって食べ物を噛みにくくなり、唾液の量が減り、食べ物をごっくんと飲みこむ反射（嚥下《えんげ》反射）がうまく起こらなくなってくるのです。食べたものが気管に入ってしまう誤嚥《ごえん》の原因にもなります。40代からおとろえ始め、男性は特に低下しやすい傾向にあります。

## 食事は少し物足りないくらいで食べ終える

# 胃腸にやさしい食事は〝腹八分目〟

### 食べすぎは胃腸へ負担をかける

「腹八分目に医者いらず」との言葉が昔からよくいわれています。食事は食べすぎることなく八分目ほどにとどめておけば、医者が要らないほど健康でいられるという意味です。これは飽食の時代である現代こそ実践したい食習慣です。

**食べ物の食べすぎは、胃腸への大きな負担**となります。胃に食べ物が長くとどまることになるため、胃はずっと消化のために働き続け、胃もたれや胸やけ、胃痛などの原因となるのです。消化に時間がかかって食べ物が体内で腐敗すれば腐敗ガスや毒素を発生させ、消化が不十分なまま腸に食べ物が送られれば腸にも負担がかかります。**食事量を腹八分目に抑えるのは、胃腸に余計な負担をかけずに健康を保つための食習慣**なのです。

食事量には個人差があるため、八分目の適量も人によって異なります。**八分目の腹具合をはかる目安は、「おなかがだんだん膨れてきた、でももう少し食べたいな」と感じるくらい**です。満腹中枢が刺激され始めるのは食事開始から20分後からといわれているので、早食いすると気付かないうちに満腹になる場合があります。しっかり噛んでゆっくり食べることで、早食いを防止して八分目にとどめやすいうえに消化もよくなり、一石二鳥です。

# 腹八分目で胃腸にやさしい食生活

栄養バランスのとれた食事を腹八分目で食べるのが、胃腸を労り健康を維持するのに理想的といわれています。三食の食事を決まった時間にとるようにすると、体が食のリズムを覚えるので、食べすぎる前に食事を終えやすくなります。

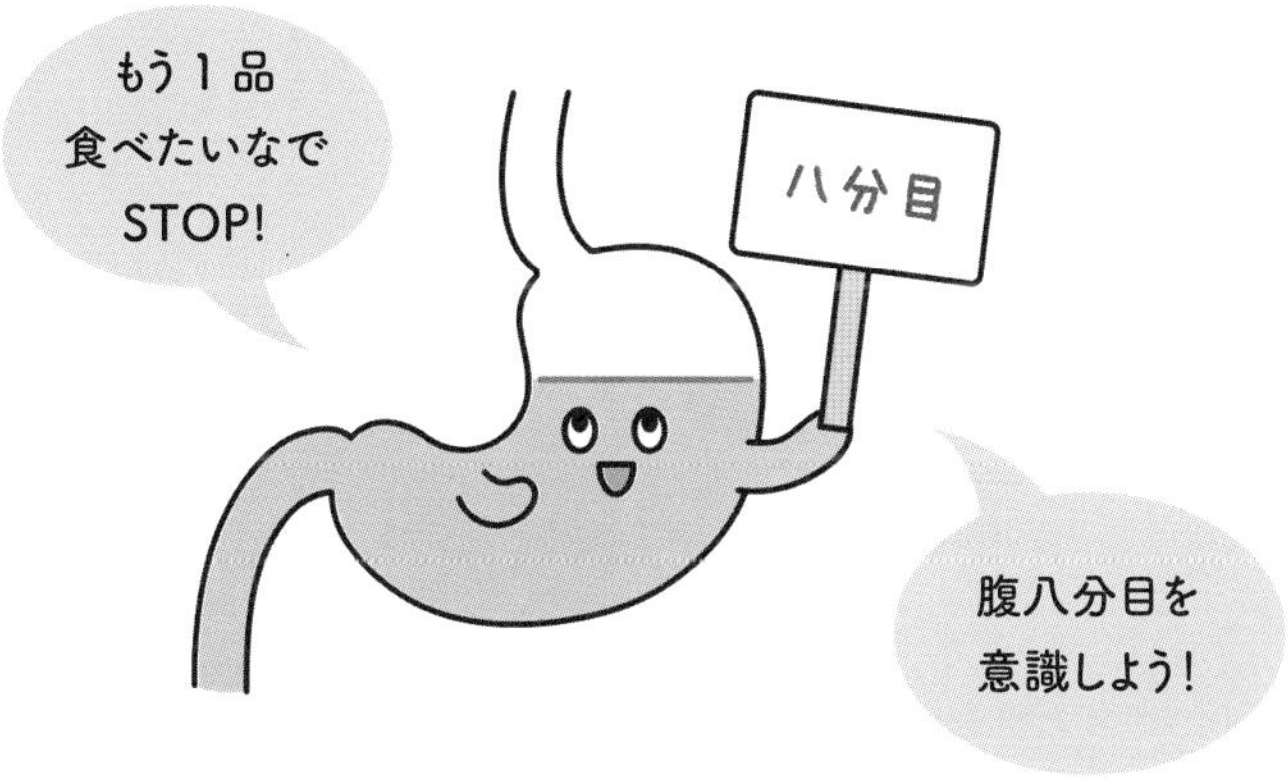


## 食べすぎのサイン３つ

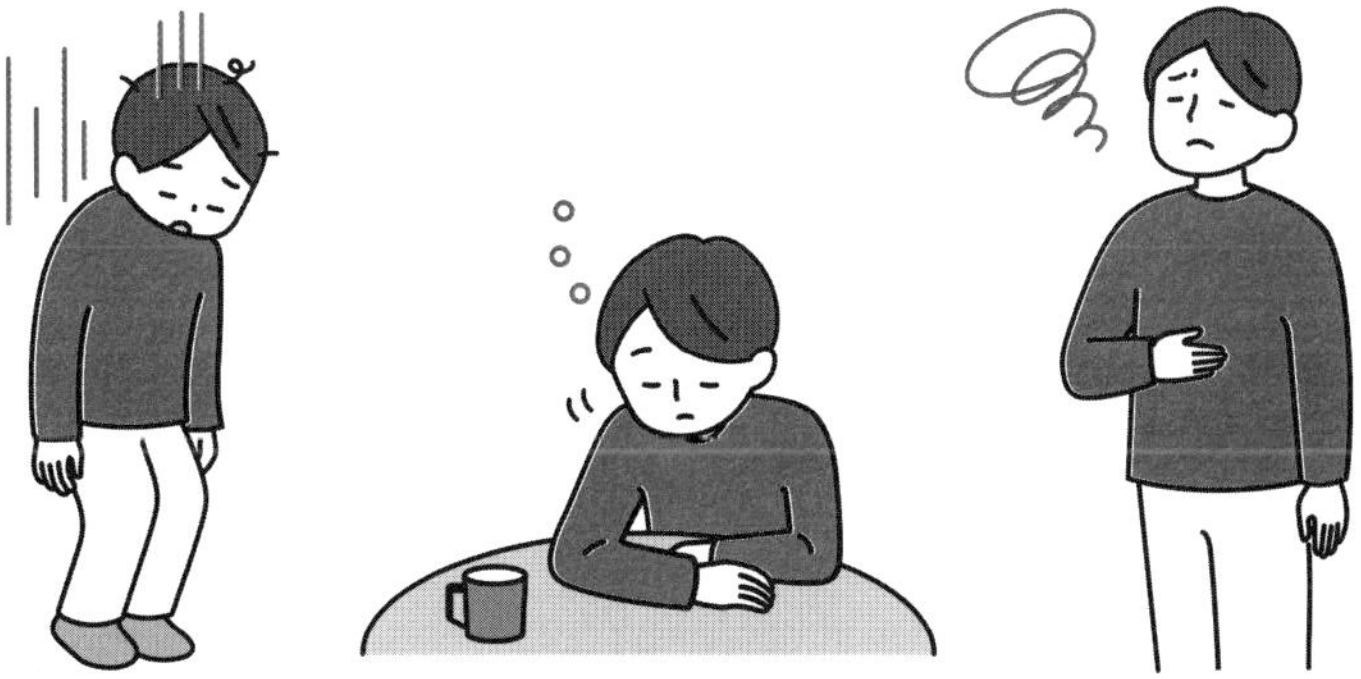

体が重い　　眠くなる　　胃がもたれる

食べすぎると、体に大きな負担がかかるために、体が重く感じる。血糖値が急激に高くなり眠くなる。また、食べ物がとどまる時間が長いため胃もたれの症状が起こる。

# 食事中はスマホやTVをオフにしよう

## 食事時間はリラックスして食べ物に集中

### 健康的な食事は食べ方も重要

胃腸によい食べ物をとることを心がけながらも、食べながらスマホをいじったり、テレビを見たりしている人はいませんか。忙しい日は、仕事や勉強をしながら食事をとるという人もいるかもしれません。これらは、消化を悪くしてしまう食べ方。**食事は食べるものだけでなく、どんなふうに食べるかも重要**なのです。

片手間に食事をとると、自律神経はリラックスできず、消化吸収が悪くなります。体も疲れ、胃腸に負担がかかります。そうなると、**食事中に別の作業をしたことで時間が節約できるどころか、かえって作業への集中力や生産性が落ちて**しまいます。また、気付かないうちに食べすぎたり、よく噛まずに飲みこんだりしやすくなり、さらに健康に悪影響を重ねてしまいます。

**食事をとるときに大切なのは、食べ物を味わい、リラックスして食べること。スマホやテレビは消して、食事に集中**しましょう。好きな音楽をかけるなど、自分にとって心地よい環境で食べるのも効果的です。悩みや心配事は、食事をとる30分ほどのあいだだけは考えないと決めてみてください。特に不安や憂うつ感などのストレスは胃の不快な症状の原因となります。意識して食事に集中する時間をつくることで、ストレスを手放し、心身を健康に整えましょう。

# 食べるときは食事に集中してリラックス

食事中にスマホやテレビを見ていると、脳は食事モードに入れず緊張したままなので、消化が悪くなります。これではいくら体によいものを食べても不十分です。食事のときは画面を消して、食事を味わうことに集中しましょう。

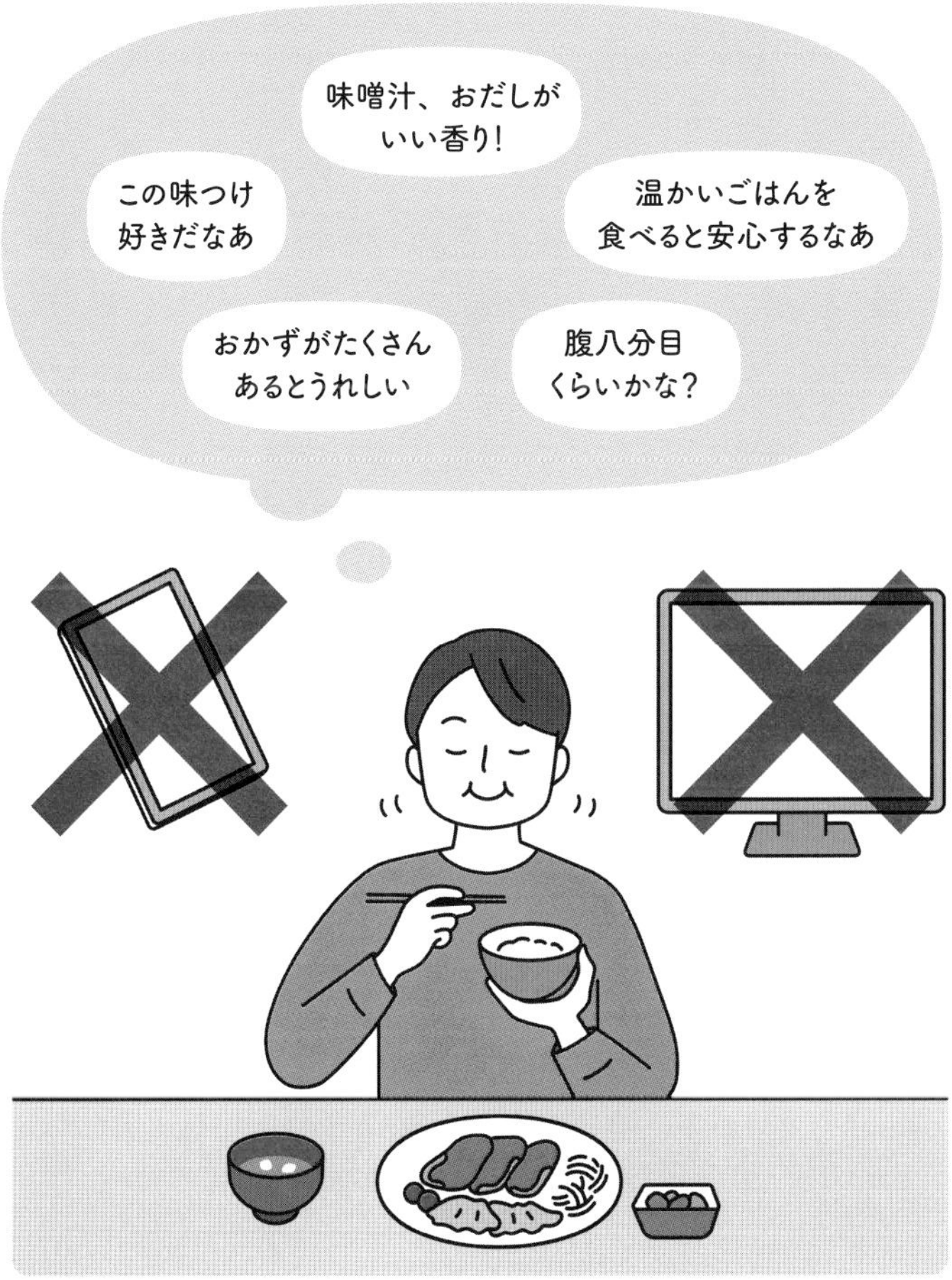
味噌汁、おだしが
いい香り！
この味つけ
好きだなあ
温かいごはんを
食べると安心するなあ
おかずがたくさん
あるとうれしい
腹八分目
くらいかな？

**食事のときは落ち着いてじっくりと食べ物を味わおう**

お風呂でゆっくりリラックスすれば腸も喜ぶ

# 入浴はぬるめのお風呂で10分以上

## 湯船に浸かって血流アップ！

毎日の入浴習慣でも、胃腸を労ることができます。体の外から胃腸を温めて血流をよくし、腸の働きを活発にさせるのです。また、副交感神経が高まることで自律神経のバランスが整い、体の緊張がほどけることでも、全身の血流が促進されて腸の動きが活性化します。

そのためには、**入浴時には湯船で体を温めることが大切**です。副交感神経が優位になって**リラックスしやすい湯船のお湯の温度は、ややぬるめの37～39℃程度**です。入っていてぬるく感じるようであれば、40℃程度を目安にしても大丈夫です。42℃以上の熱いお湯は、交感神経を活発にさせてしまうので避けましょう。体が緊張して血管が収縮するため、血流が悪くなり、かえって体が疲れてしまいやすくなります。

**湯船に浸かる時間は10分以上**に。これは体の芯までしっかりと温めるためです。のぼせてしまいそうなら半身浴でもOK、その場合は15分ほどを目安にしましょう。自分が心地よく感じられることが重要なので、体調などがつらいときに無理をする必要はありません。

お風呂でしっかり体を温めれば、その後ゆっくりと体温が下がることで自然な眠気が訪れ、眠りやすくなります。良質な眠りは自律神経をさらに整え、睡眠中に腸の蠕動運動が促進されます。

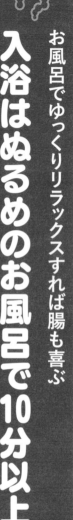

# 胃腸にやさしい入浴習慣とは？

お風呂では体を温めて、しっかり体の緊張をほぐすことで、腸がよく動くようになります。好きな音楽をかけたり、香りのよい入浴剤を入れたりすることで、よりリラックス効果を高められます。

**37 ～ 39℃くらいのお湯に**
**10 分以上浸かると◎**

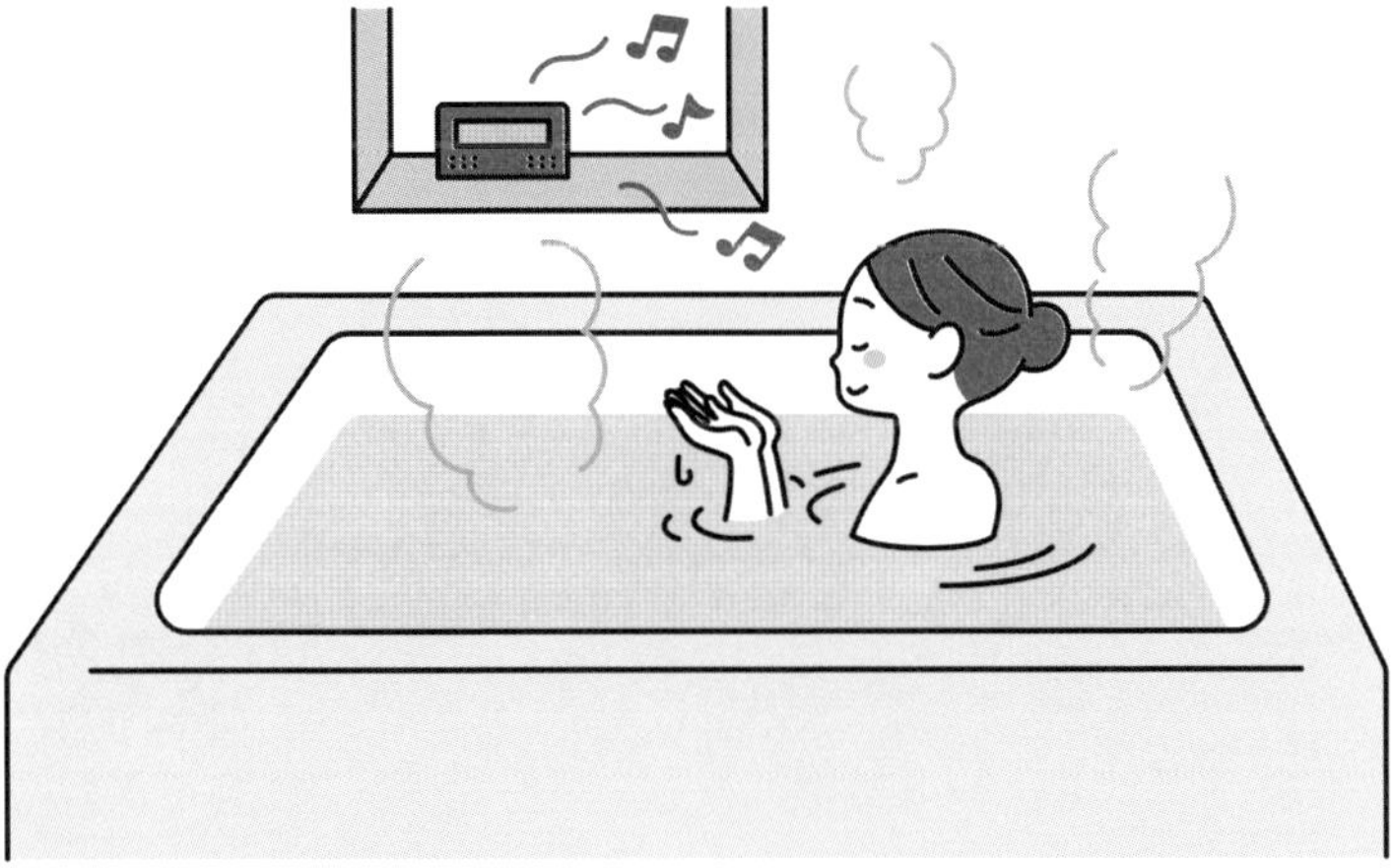

### 夜おそくなったときは
### 湯船には浸からずシャワーで

湯船で体の深部まで温めると眠気が訪れるのは１～２時間後のため、すぐに眠りたいときはシャワーだけに。穏やかな水圧で全身を温めるようにする。足元をしっかり温めると全身の血流がアップし、眠りやすくなる。

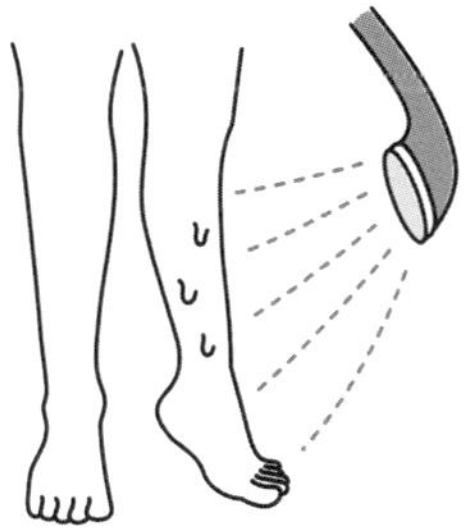

日本人は睡眠不足で胃腸に負担をかけがち

# 寝不足・夜ふかしをやめて胃腸を守る

## 夜にぐっすり寝て便秘解消・予防

経済協力開発機構（OECD）による2021年のデータによると、日本人の平均睡眠時間は7時間22分で、世界33ヵ国のなかで最下位でした。日本人は睡眠時間が少なく、慢性的な睡眠不足を抱えている人が多いのです。寝不足などの生活習慣の乱れは自律神経を乱し、腸への負担となります。つまり**日本人は、普段の睡眠状況で腸に負担をかけている可能性が高い**のです。

自律神経は交感神経と副交感神経が交互に優位になるサイクルで動いており、特に**夜の睡眠中に優位になる副交感神経は腸の蠕動運動を促し**ます。睡眠不足や夜ふかしによってこのサイクルが乱れ、夜も交感神経が優位な状態が続くと、夜のあいだに腸は蠕動運動をしっかり行えなくなります。**睡眠不足や夜ふかしは便秘のもと**なのです。また、交感神経の優位により顆粒球が増えすぎれば、胃や腸の粘膜が攻撃されて**炎症や潰瘍の原因**となります。

睡眠不足は脳にも影響を及ぼします。脳の疲労回復ができなくなるため、集中力や日中のパフォーマンスが低下し、ストレスがたまり、胃腸にとっても悪影響となります。さらに長く続けば糖尿病や高血圧、肥満、うつ病、認知症などのリスクがあります。夜に**ぐっすり眠ることは、胃腸にも脳にもよい健康習慣**なのです。

## 胃腸のためにやめるべき夜ふかし習慣

ただでさえ睡眠時間が不足しがちな日本人にとって、夜ふかしは睡眠時間を減らす悪習慣。起きているだけでなく仕事をしたりスマホを見たりして交感神経を優位にすると、さらに胃腸にとって悪影響となってしまいます。

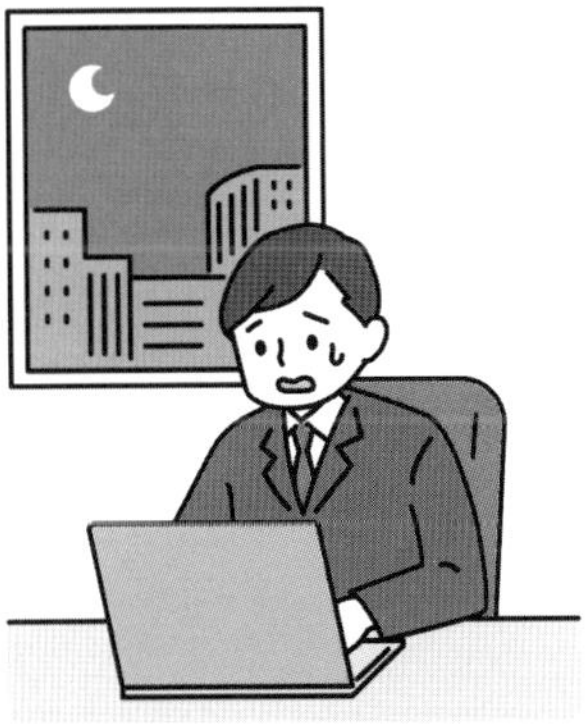

仕事で徹夜

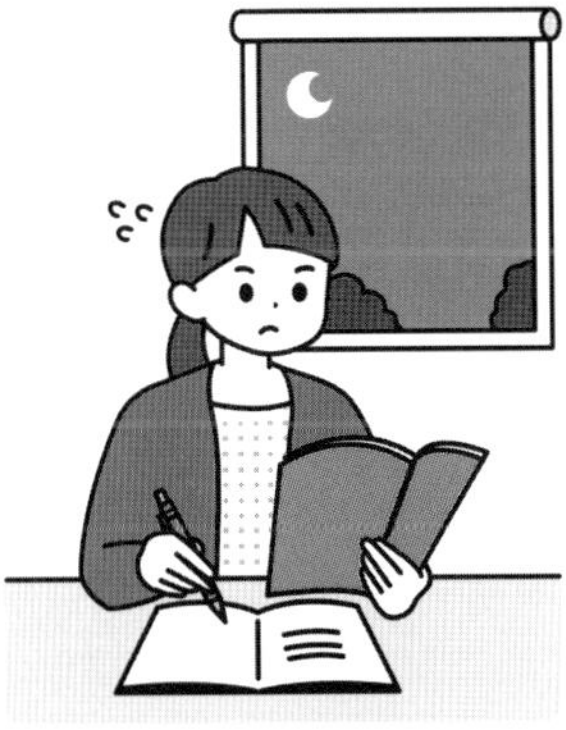

夜中まで勉強

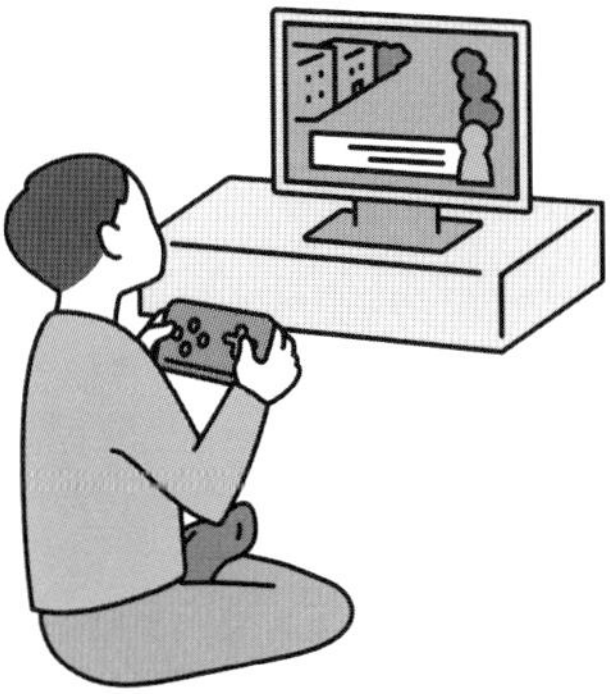

朝方までゲーム

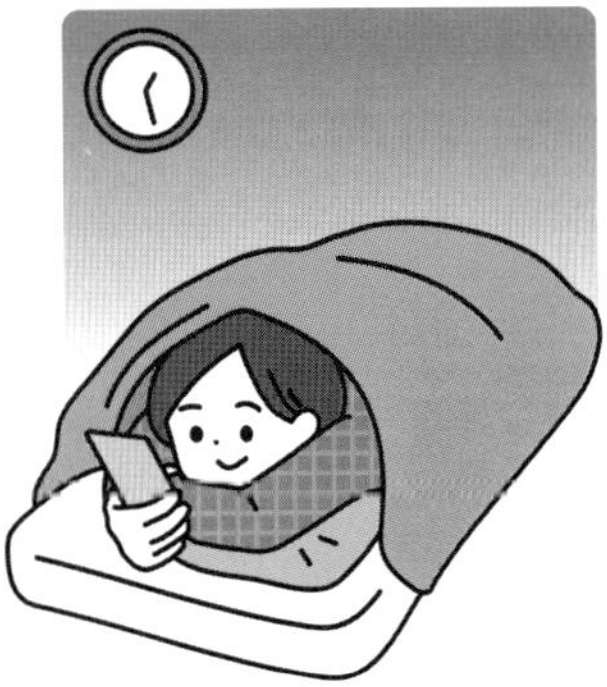

布団の中でスマホ

仕事や勉強、ゲーム、スマホなどで夜ふかしや徹夜をすると、寝不足やストレスの原因となり、自律神経のサイクルも乱れてしまう。特に夜に体が活動モードに入ったままで交感神経が優位の状態が続くと、腸の蠕動運動が夜間にしっかり行われないため、翌日の便秘につながることも。

## 眠る姿勢に気をつけて睡眠中も胃腸ケア

# 胃の負担を減らす就寝姿勢とは？

### 睡眠中の逆流性食道炎に注意

猫背や前かがみの姿勢は胃腸の負担となりますが、これは眠るときにも同じことがいえます。**背中を丸めた姿勢で眠ってしまうと、胃が圧迫されるため胃液が逆流しやすい**のです。特に眠っているあいだは食道や胃の働きも弱まるため、逆流する胃酸を防ぎにくくなります。さらに長時間同じ姿勢のままになり、自分で気付いて姿勢を変えることができないため、睡眠中は逆流性食道炎が起こりやすいのです。逆流性食道炎は、睡眠障害や睡眠時無呼吸症候群と互いに誘発しやすい関係にあるため、睡眠時のケアがとりわけ重要です。**眠るときは胃腸に負担のない寝姿勢をとりましょう。**

**胃腸を圧迫せず、胃酸の逆流が起こりにくい寝姿勢は、あおむけで上半身を少し高くする形**です。リクライニング調節のできるベッドなら、上半身を軽く起こせばＯＫ。なければ大きめの枕やクッション、バスタオルなどを重ねて、おなかから頭へとゆるやかな傾斜で持ち上がる形になるように寝具を整えます。このとき、**枕は大きめのものを選び、肩から枕に乗せる形に**しましょう。高さのある枕で頭だけ高く持ち上げてしまうと、のどが詰まりやすくなります。それ以外の傾斜のつけ方や角度などは、自分の眠りやすさを重視して決めてかまいません。

# 胃の負担を減らす就寝姿勢

1日のうちでもっとも逆流性食道炎の症状が起こりやすいのは、食後の2～3時間と睡眠中です。就寝姿勢に気をつけることで、睡眠時の症状の改善や予防になります。

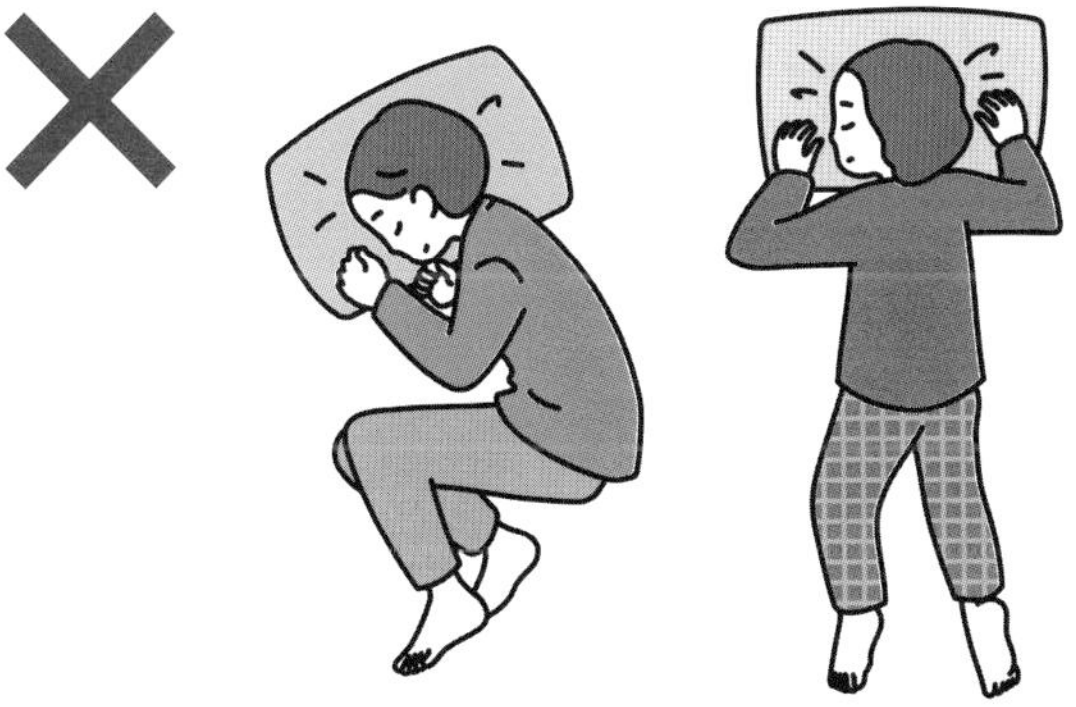

眠っているあいだは消化器官の働きが弱まり、背中を丸めた姿勢で眠ると胃が圧迫されて胃酸が逆流しやすくなる。また、うつぶせで寝ると食べ物が十二指腸へ流れにくくなるうえに、自分の体重で胃を圧迫してしまうことになるため避けたほうがよい。

## あおむけで上半身を少し高くする姿勢が理想的

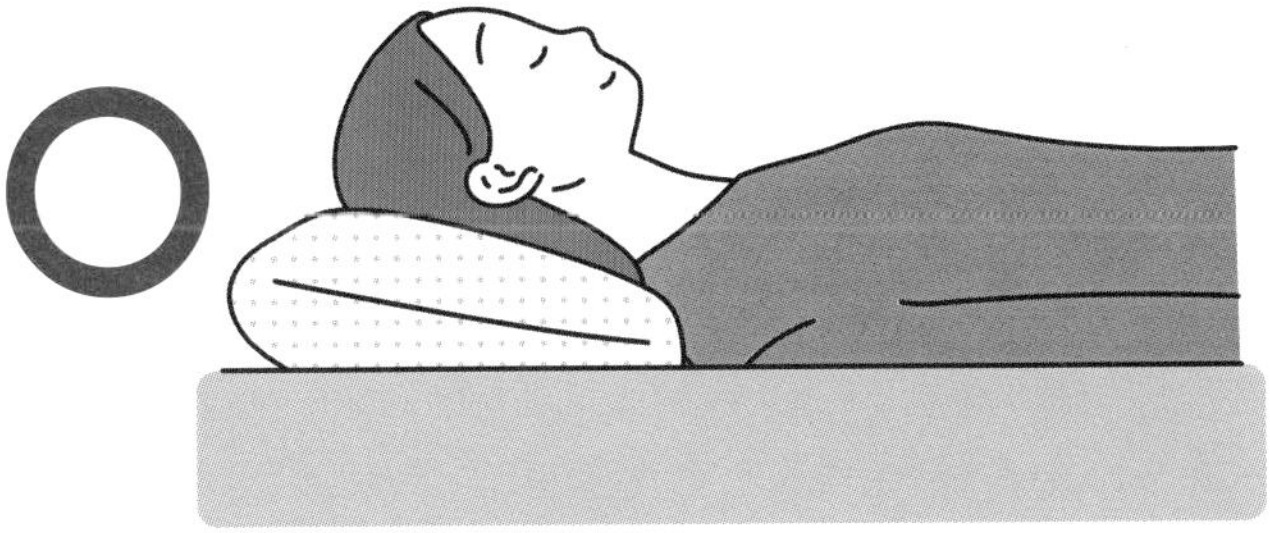

胃腸に負担の少ない寝姿勢は、あおむけで上半身を少し高くした状態。10～20度ほど高くするのがおすすめ。この姿勢だと胃腸を圧迫せず、胃酸の逆流が起こりにくい。肩から枕に乗せるような姿勢が理想的なので、枕は大きめのものを選ぼう。

## 排便チェックを習慣化して慢性疾患を予防
# 便の様子は毎回欠かさずチェック！

### 便の回数や体の状態も確認

胃腸の健康を保つために習慣にしたいのが、排便ごとの便の様子チェックです。これは大腸の健康状態を確認するため。大腸は体の外から見えないのはもちろん、何か不調があっても痛みなどのメッセージを訴えることがほぼないので、気付かないうちにどんどん状態が悪化してしまい、気付いたときには手遅れとなっているケースが多いのです。**大腸の汚れや疾患の兆候は、真っ先に便の状態に表れます。そのため、便の状態や回数、排便時の自分の体の状態などを、毎回欠かさずチェックすることが大事**なのです。

便に意識を向けるようになると、便の状態が食べたものや自分の体調などによって変化するのがわかるようになります。胃腸にいい食生活や生活習慣が、腸にとってよい効果を及ぼすのが実感できるようになれば、習慣化のよいきっかけに。大腸の汚れがキレイになり、自分の体が健康になっていくのが感じられれば、**健全な生活習慣へのモチベーションがアップ**します。

逆に**大腸の汚れに気付かず放置してしまうと、体内に毒素をため込むことに**なります。便秘が重篤な疾患の原因となるのは、汚れがたまっても同じことで、さまざまな慢性疾患のもととなります。

# 便の状態を毎回確認しよう

便の状態は、大腸の様子を知るための重要な目安となります。37 ページの便の状態を参考に、排便ごとに確認して、異常がないかチェックしましょう。

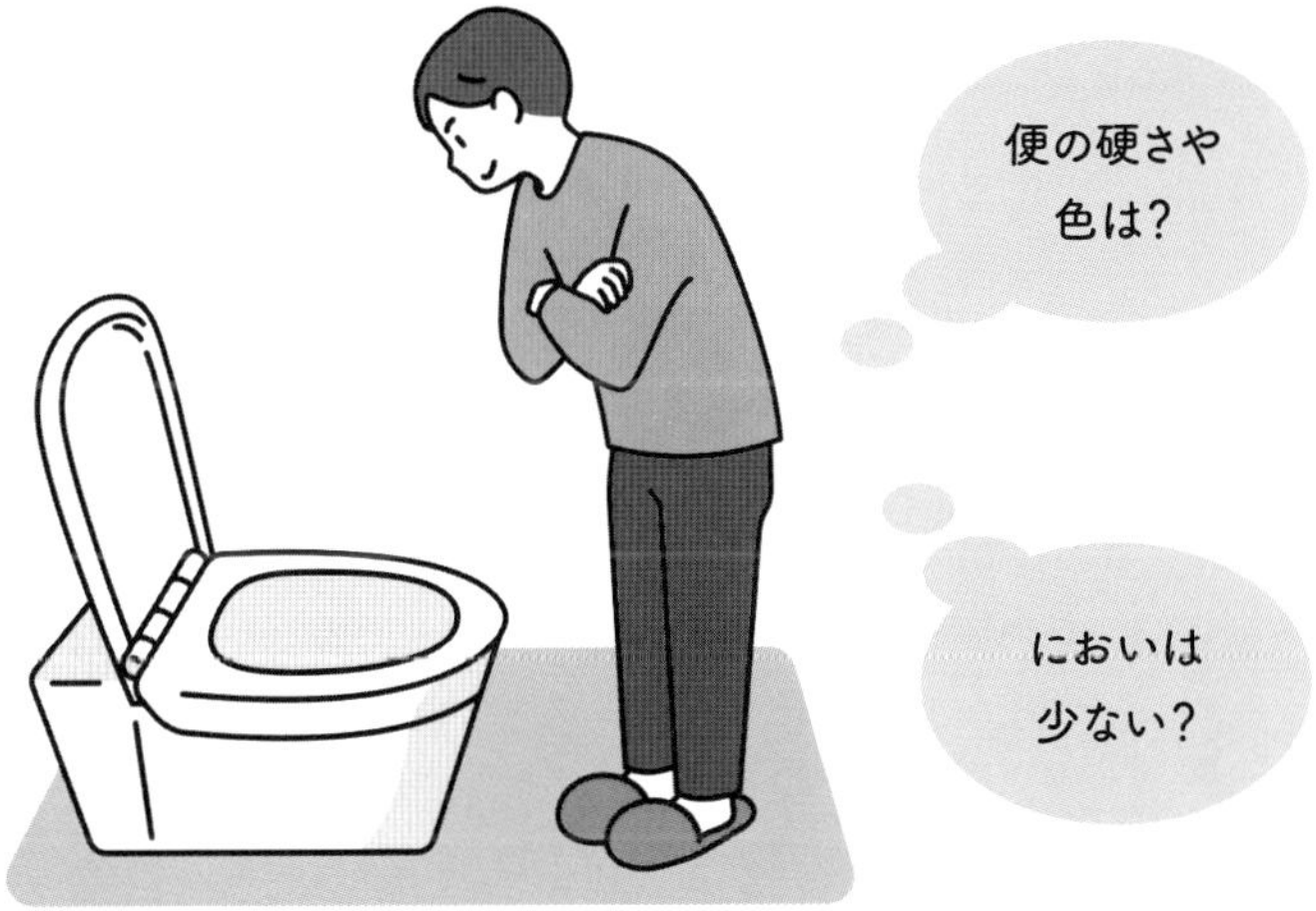


便の状態チェックを習慣化

▼

食生活の乱れを自覚

▼

**腸生活を整えるモチベーションアップ!**

### 理想の排便ペースはどれくらい?

排便は毎日あれば理想的ですが、個人差もあります。だいたい週に３日以上の定期的な排便があれば、腸内環境は健康的です。ただし便の状態が悪かったり、排便しにくさや残便感があったりするときには注意してください。

# 胃日記をつけて生活も不調も改善！

## 簡単な記録をとって生活習慣を見直そう

### 自分の症状の原因を見つける

慢性的な胃の不調や不快症状を抱えている人や、原因となる疾患や病気はないけれど胃もたれや痛みなどのつらい症状だけが出てしまう機能性ディスペプシアの人には、**生活習慣を改善することで症状も改善する**ケースが多くみられます。特に胃に不調のある人は、睡眠が足りていなかったり、日頃の運動が不足ぎみだったり、悩みやストレスを抱えていたりしがちな傾向が。ただし生活習慣や体の条件は人によって異なり、胃の症状もさまざまなものがあります。生活習慣を改善するには、生活を見直し、現在の生活習慣のなかで何が自分の不快な症状の原因になっているのかを知ることが大切です。

おすすめなのが、**胃についての日記をつける**ことです。長々と書く必要はなく、ほんのメモ程度で大丈夫。**胃に不調を感じたときに、日付・時間・その症状についてと、その前の食事内容や睡眠状況、運動をしたか、ストレスがあったかなどを、ささっと記録しておく**のです。記録を何度か重ねてからまとめて読み返してみると、「そういえば胃が痛くなるときは、いつも〇〇のストレスがあるかも……」「胃もたれするときは睡眠不足のことが多いかも……」など、共通点に気付きやすくなり、客観的な観点から、生活を見直せるようになります。

# 胃の調子が悪かった日は日記をつける

日記を通して状況を客観視することで、自分の症状の原因を見つけられれば、避けたり改善したりできるようになります。医師の診療を受ける場合も、記録があれば症状や生活状況を伝えやすくなります。

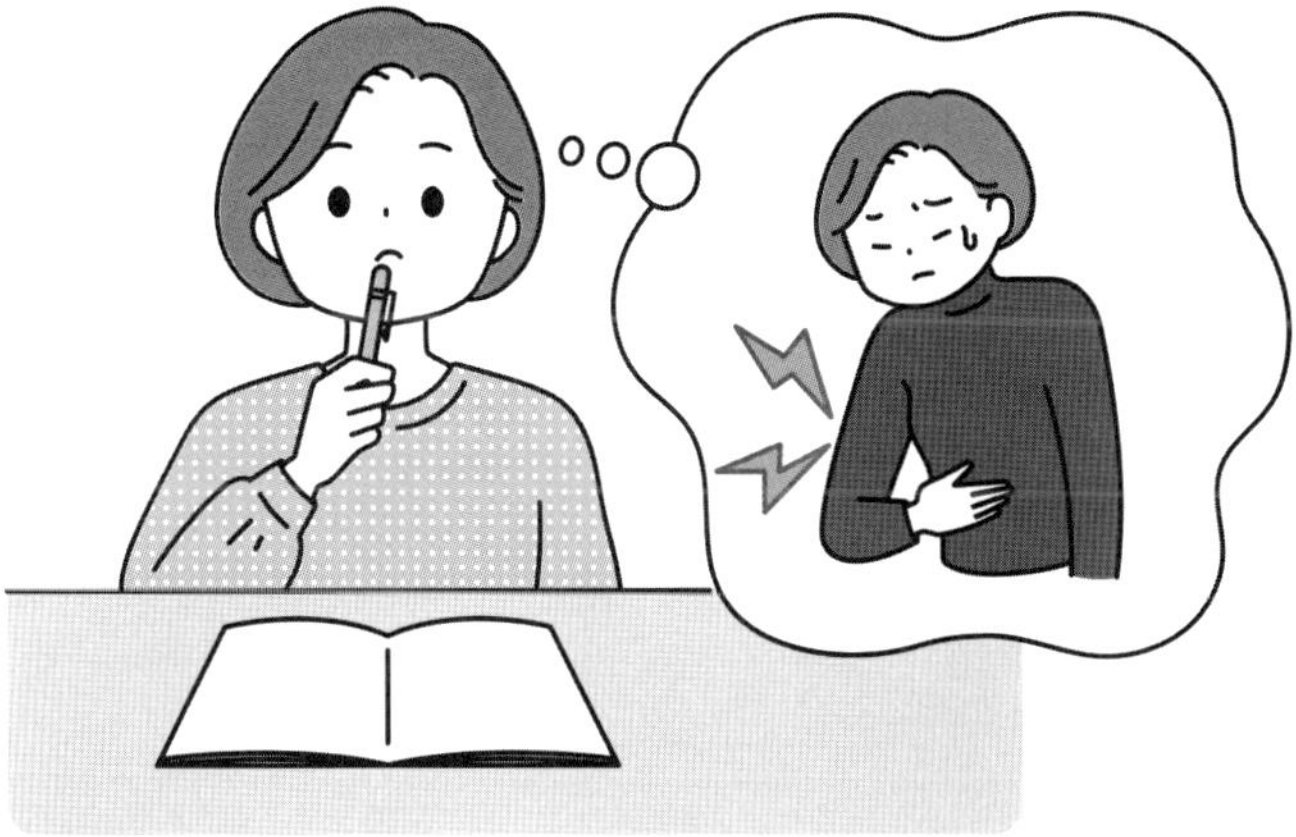

**日記に書く内容**

・いつ
・どこで
・どのように
・症状の強さ
・食事内容と時間
・運動内容と時間
・睡眠時間
・メンタルやストレスの状態

▼

## 不調の原因を見える化する！

**「日記を書く」こと自体が腸にいいってホント？**

幸せホルモン・セロトニンは自律神経を整えるため、分泌されると腸の調子がよくなるが、そのためにはストレスをこまめに解消することが大切。週に３日ほど日記をつけるだけでも悩みや不安は解消され、ストレスを軽減することができる。

澤田幸男（さわだ　ゆきお）

医師（消化器病専門医・胃腸専門医・大腸肛門病専門医・消化器内視鏡専門医・肝臓専門医）・医学博士。

1981 年、兵庫医科大学卒業。1987 年、同大学大学院医学研究科修了。

澤田肝臓・消化器内科クリニック院長。医療法人つとむ会澤田内科医院理事長。兵庫医科大学消化器内科同門会会長。

消化器内科を専門とし、人間の「免疫システム」と「腸」の関係に着目、さまざまな病気との関連性を最新の知見のもと研究している。

『腸が寿命を決める』（集英社）共著、『腸がすべて　世界中で話題! アダムスキー式「最高の腸活」メソッド』（東洋経済新報社）監修。

STAFF

| | |
|---|---|
| 編集協力 | 森本順子　三好里奈（株式会社 G.B.） |
| 表紙デザイン | ヤマザキミヨコ（ソルト） |
| 本文デザイン | 森田千秋（Q.design） |
| DTP | G.B.Design House |
| 編集・執筆協力 | 陽月よつか |
| イラスト | 渡邉美里（うさみみデザイン） |
| 企画・編集 | 尾形和華（成美堂出版編集部） |

免疫力がアップする！ 胃腸のしくみ

監　修　澤《さわ》田《だ》幸《ゆき》男《お》
発行者　深見公子
発行所　成美堂出版
〒162-8445　東京都新宿区新小川町1-7
電話(03)5206-8151　FAX(03)5206-8159
印　刷　大盛印刷株式会社


ISBN978-4-415-33354-0
落丁・乱丁などの不良本はお取り替えします
定価はカバーに表示してあります